왜 고치질 않니?

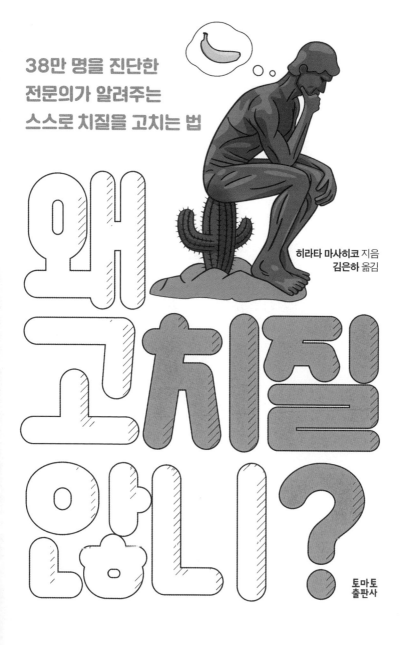

38만 명을 진단한
전문의가 알려주는
스스로 치질을 고치는 법

히라타 마사히코 지음
김은하 옮김

왜 고치질 않니?

토마토
출판사

"치질 같은데 창피해서 의사한테 못 가겠어요….."

"병원에 가고 싶지만 수술은 질색이에요!"

"항문 조직이 빠져나와서 손으로 집어넣어도 들어가질 않아요….."

혹시 이런 고민으로 속을 끓이고 있지는 않나요? 항문은 은밀한 부위이다 보니 주변 사람과 상의하고 싶어도 말을 꺼내기가 쉽지 않죠. 병원에 가기도 망설여집니다. 바로 그러한 분들을 위해서 이 책을 썼습니다. 부디 이 책을 읽고 항문 질환을 하루빨리 치료해서 건강한 일상을 되찾기를 진심으로 바랍니다.

성인 70퍼센트가 살면서 한 번은 치질에 걸린다고 합니다. 그만큼 치질은 흔한 병입니다. 저는 항문외과 전문의로서 지금까지 38만 명이 넘는 환자를 진료해왔습니다. 현재는 히라타 항문외과의원의 3대 원장으로서 하루 평균 40명 이상, 연간 약 1만 2천 명의 환자를 치료하고 있습니다. 그런데 환자들을 만날 때마다 늘 안타까운 점이 있습니다. 그건 바로 이렇게 치질 환자가 많은데 올바른 정보는 턱없이 부족하다는 사실입니다.

"조금 더 빨리 병원에 왔으면 좋았을 텐데…."

지금까지 이런 말을 환자들에게서 셀 수도 없이 들었습니다. 증상이 가벼울 때 치료하면 치질은 쉽게 낫습니다. 그런데도 병원에 가기를 꺼리는 환자가 많습니다. 대표적인 이유는 '바로 수술하자'고 할 것 같다는 선입견 때문이죠. 하지만 오늘날 치질은 비非수술 치료가 세계적인 흐름입니다. 과연 어떻게 치질을 치료할까요?

무엇보다 중요한 일은 생활습관을 개선하는 것입니다. 치질은 생활습관병이기 때문입니다.

"만성 변비예요."

"툭 하면 설사해요."

"하루 종일 앉아만 있어요."

이처럼 항문에 부담을 주는 생활습관이 쌓이고 쌓이면 결국 치질에 걸리고 맙니다. 항문이 따끔거리거나 볼일을 볼 때 피가 난다면 몸에서 보내는 SOS 신호입니다. 이 신호를 놓치지 않고 생활습관을 바로잡으면 대부분 치질은 낫습니다.

이뿐만이 아닙니다. 생활습관을 고치면 치질은 물론 다른 증상도 개선됩니다. 혈압과 혈당, 중성지방과 콜레스테롤의 수치가 떨어지고 군살이 빠지는 경우가 흔합니다.

인간에게는 스스로 병을 고치는 능력이 있습니다. 이 능력은 생각보다 강합니다. 이것을 '자가 치유력'이라고 하죠. 자가 치유력을 되살리면 치질을 비롯한 각종 질병들을 극복할 수 있습니다.

다만 무엇을 어떻게 해야 할지 막막할지도 모릅니다. 그래서 이책에서는 치질 환자를 위한 최신 치료법과 더불어 자가 치유력을 높이는 방법을 자세히 소개했습니다. 치질은 약이나 수술로 고치는 병이 아닙니다. 약이나 수술은 어디까지나 보조 수단입니다. 치질이 누구도 무엇도 대신할 수 없는 자신의 노력으로 고치는 병이라는 점을 잊지 마시기 바랍니다.

차례

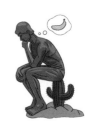

들어가는 말 5

1장 8가지 유형별 치질 극복기

· **변비 유형** 14

　히라타 선생님의 조언 | 변비 유형은 식이섬유 섭취 및 운동으로 개선하자! 20

· **설사 유형** 22

　히라타 선생님의 조언 | 설사 유형은 식습관을 개선하면 수술 없이 고칠 수 있다! 26

· **운동 부족 유형** 28

　히라타 선생님의 조언 | 운동 부족 유형은 일상에서 자연스럽게 운동량을 늘리도록
　노력하자! 32

· **음주 유형** 34

　히라타 선생님의 조언 | 음주 유형은 술자리에서 요령껏 대처하자! 38

• **출산 후유증 유형** 40

히라타 선생님의 조언 | 출산 후유증 유형은 생활 리듬을 바로잡아 꼭 정해진 시간에 볼일을 보자! 44

• **냉증 유형** 46

히라타 선생님의 조언 | 냉증 유형은 일회용 핫팩으로 냉기를 방지하자! 50

• **스트레스 유형** 52

히라타 선생님의 조언 | 스트레스 유형은 한 귀로 듣고 한 귀로 흘리는 요령을 익히자! 56

• **생리 유형** 58

히라타 선생님의 조언 | 생리 유형은 생리 기간 동안 업무량을 10퍼센트 줄이자! 62

2장 치질은 스스로 고치는 것이 답이다

• 치질은 성인의 70퍼센트가 앓는 '국민병' 66
• 수술해야 낫는다는 말은 새빨간 거짓말! 68
• 제대로 된 항문외과 의사라면, 수술 여부는 3개월 후에! 71
• 치질 치료의 기본 원칙은 수술에 의존하지 않는 것 73
• 생활습관을 고치면 치질이 몰라보게 좋아진다 74
• 생활습관을 고치면 다른 질환도 개선된다 78
• 수술 없이! 재발 없이! 후유증 없이! 79

- 스스로 치질을 고치기 위한 3가지 원칙 80
- 그럼에도 수술을 해야 한다면 이것만은 알아두자 82

3장 치질의 유형별로 살펴보는 최신 치료법

- 항문의 구조와 기능 86
- 왜 치질에 걸릴까 89
- 치질의 3가지 종류 ─ 치핵, 치열, 치루 99
- 치핵 치료를 위한 약 · 주사 · 최신 레이저 수술 104
- 만성 치열로 인해 항문이 좁아진 항문협착 110
- 수술이 필요한 치열과 항문협착 111
- 치루는 암이 될 수 있으므로 꼭 수술해야 한다 114
- 치질인 줄 알았는데 암? 치질에 가려진 중대 질환 116

4장 치질을 스스로 고치는 방법

- 세포 재생 주기 3개월에 맞춰 생활습관을 개선하자 122
- 스트레스 대책을 세우자 124

1 스트레스를 반으로 줄이는 멘탈 스위치 124

2 과감하게 일정을 줄이는 용기 125

③ 몸이 보내는 신호를 민감하게 알아채기 127

· 변비 대책을 세우자 129

① 식이섬유를 하루에 20그램 섭취한다 129

② 수분을 충분히 섭취한다 132

③ 장내 유익균을 늘린다 133

④ 하제에 의존하지 않는다 135

⑤ 최적의 배변 기회를 놓치지 않는다 137

⑥ 스르륵 대변이 나오는 '로댕 포즈' 139

⑦ 변의가 느껴지면 참지 않는다 142

⑧ 화장실에 스마트폰이나 책을 들고 가지 않는다 144

⑨ 쾌변 성공 이미지를 떠올린다 146

· 설사 대책을 세우자 148

① 스트레스를 줄여야 한다 148

② 조금씩 여러 번 먹는다 148

· 운동 부족을 해결하자 149

① 하루에 5천 보 걷기를 목표로 한다 149

② 가볍게 스쿼트를! 150

③ 엘리베이터나 에스컬레이터를 멀리한다 151

④ 사무실에 키친 타이머를 둔다 152

⑤ 통증이 심할 때 골프, 야구, 테니스는 금물! 152

· 알코올 대책을 세우자 153

① '마시는 척'하며 금주한다 153

② 양조주보다 증류주가 낫다 154

• 냉기 대비책을 마련하자 155

① 일회용 핫팩이나 미니 전기장판을 활용한다 155

② 욕조에 몸을 담가서 항문을 따뜻하게 한다 156

• 괄약근을 강화하는 '항문 조이기 운동' 158

• 청결은 기본이다 159

• 통증이 있을 땐 충분한 수면을! 160

5장 전문의와 함께하는 치질 Q&A

• 병원에 가지 않고 시판 중인 약으로 고칠 수는 없을까요? 164

• 상태가 어느 정도 악화됐을 때 병원에 가야 하나요? 166

• 병원에 가기가 너무 창피해요 168

• 항문이 가려운 증상도 치질인가요? 170

• 갑자기 항문에서 피가 났을 때 어떻게 응급 처치를 하나요? 172

• 탈항됐을 때 마사지하면 좋다고 들었는데 사실인가요? 174

나가는 말 176

옮긴이의 말 179

1장 8가지 유형별 치질 극복기

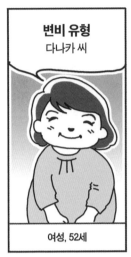

변비 유형
다나카 씨

여성, 52세

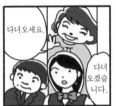

다녀오세요.

다녀오겠습니다.

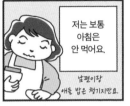

저는 보통 아침은 안 먹어요.

남편이랑 애들 밥은 챙기지만요.

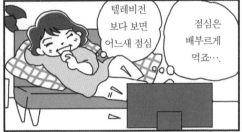

텔레비전 보다 보면 어느새 점심

점심은 배부르게 먹죠….

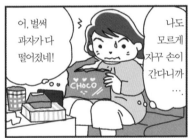

어, 벌써 과자가 다 떨어졌네!

나도 모르게 자꾸 손이 간다니까….

CHOCO

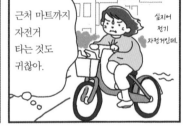

근처 마트까지 자전거 타는 것도 귀찮아.

심지어 전기 자전거인데.

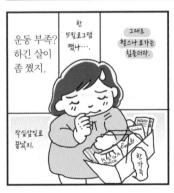

운동 부족? 하긴 살이 좀 쪘지.

한 5킬로그램 쪘나….

그래도 헬스나 요가는 힘들더라.

작심삼일로 끝났지.

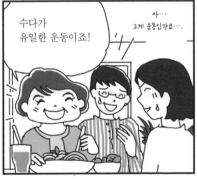

수다가 유일한 운동이죠!

아… 그게 운동인가요….

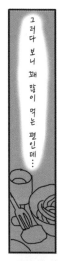

그러다 보니 꽤 많이 먹는 편인데…

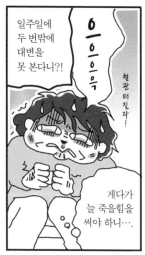

일주일에 두 번밖에 대변을 못 본다니?!

으으으윽

혈관 터진다!

게다가 늘 죽을힘을 써야 하니….

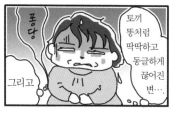

풍덩

그리고

토끼 똥처럼 딱딱하고 동글하게 끊어진 변…

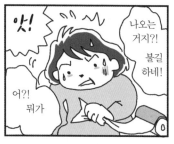

앗!

어?! 뭐가

나오는 거지?! 불길하네!

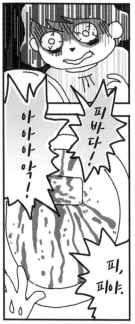

피바다!

아아아악!

피, 피야.

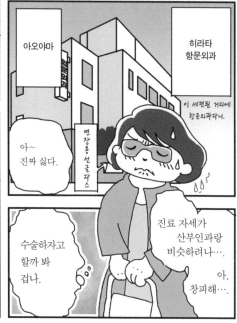

아오야마

히라타 항문외과

이 세련된 거리에 항문외과라니.

아~ 진짜 싫다.

변장용 선글라스

진료 자세가 산부인과랑 비슷하려나….

아, 창피해….

수술하자고 할까 봐 겁나.

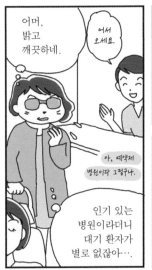

어머, 밝고 깨끗하네.

어서 오세요.

아, 데약제 병원이라 그렇구나.

인기 있는 병원이라더니 대기 환자가 별로 없잖아….

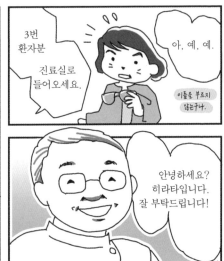

3번 환자분 진료실로 들어오세요.

아, 예, 예.

이름을 부르지 않는구나.

안녕하세요? 히라타입니다. 잘 부탁드립니다!

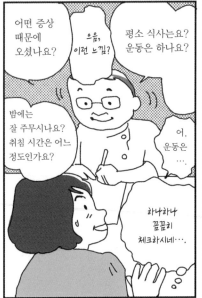

어떤 증상 때문에 오셨나요?

으음, 이런 느낌?

평소 식사는요? 운동은 하나요?

밤에는 잘 주무시나요? 취침 시간은 어느 정도인가요?

어, 운동은 ….

하나하나 꼼꼼히 체크하시네….

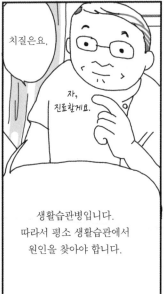

치질은요.

자, 진료할게요.

생활습관병입니다. 따라서 평소 생활습관에서 원인을 찾아야 합니다.

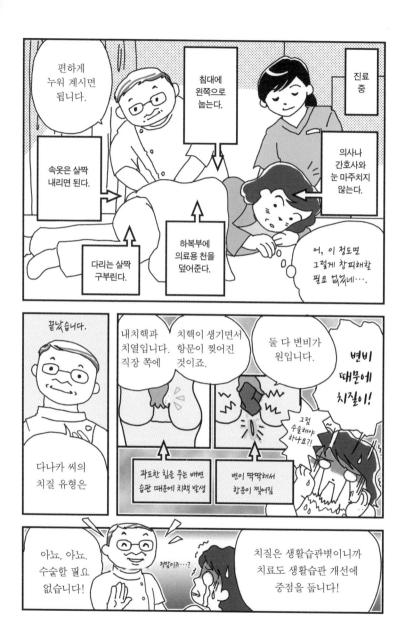

일단 3개월간!

생활습관 개선 학원에 다닌다는 생각으로 함께 노력해봅시다!

개선1 섬유소를 많이 먹기

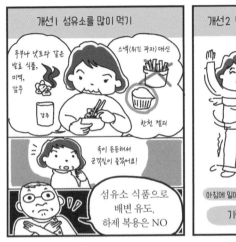

두부나 낫토와 같은 발효 식품, 미역, 감주

스낵(튀긴 과자) 대신

한천 젤리

속이 든든해서 군것질이 줄었어요!

섬유소 식품으로 배변 유도, 하제 복용은 NO

개선2 반사 신경을 이용해 배변 촉진

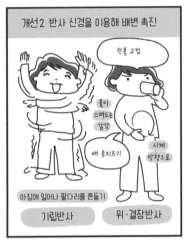

찬물 2컵

물이 스며드는 감각

배 문지르기

시계 방향으로

아침에 일어나 팔다리를 흔들기

기립반사   위·결장반사

개선3 변기 위에서는 로댕 포즈

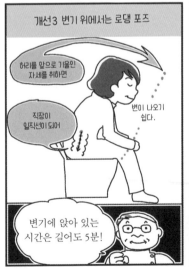

허리를 앞으로 기울인 자세를 취하면

직장이 일직선이 되어

변이 나오기 쉽다.

변기에 앉아 있는 시간은 길어도 5분!

개선4 하루에 5천 보 걷기

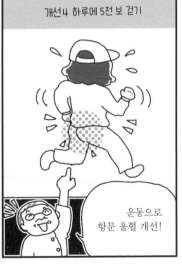

운동으로 항문 울혈 개선!

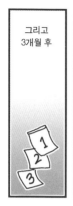

그리고
3개월 후

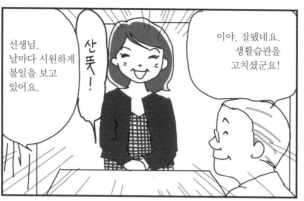

선생님,
날마다 시원하게
볼일을 보고
있어요.

산뜻!

이야, 잘됐네요.
생활습관을
고치셨군요!

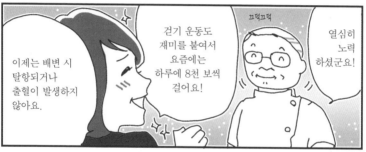

이제는 배변 시
탈항되거나
출혈이 발생하지
않아요.

걷기 운동도
재미를 붙여서
요즘에는
하루에 8천 보씩
걸어요!

끄덕끄덕

열심히
노력
하셨군요!

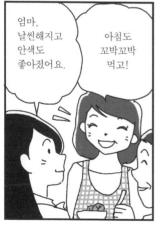

엄마,
날씬해지고
안색도
좋아졌어요.

아침도
꼬박꼬박
먹고!

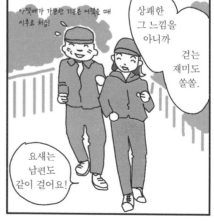

아랫배가 가뿐한 기분은 여겼을 때
이루로 처음!

상쾌한
그 느낌을
아니까

걷는
재미도
쏠쏠.

요새는
남편도
같이 걸어요!

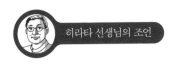

변비 유형은
식이섬유 섭취 및 운동으로 개선하자!

자신의 대변을 손등에 올려둔 채 방치하면 어떻게 될까요? 피부에 염증이 일어나서 빨갛게 부어오르겠죠.

대변은 강알칼리성이라서 피부 자극이 큰 데다 독성 물질과 노폐물 또한 함유하고 있으니까요. 하지만 대변이 항문을 통과할 때는 직장이나 항문에 상처를 입히지 않습니다. 외부 자극으로부터 우리 몸을 지키는 '국소면역' 기능이 활발히 작용하기 때문입니다.

다만 몇 날 며칠이고 직장이나 항문관에 대변이 머무른다면 그 자극을 국소면역이 감당할 수 없게 됩니다. 그런 상태라면 항문에 염증에 생길 수밖에 없죠. 게다가 변비에 걸리면 배변 시 과도한 힘을 주게 되므로 항문에 과부하가 걸립니다. 결국 딱딱한 변이 항문을 통과할 때 섬세하고 예민한 항문 점막에 상처를 입히고 맙니다.

이처럼 변비는 치질을 일으키는 큰 원인입니다.

특히 여성분들은 변비에 걸리기 쉽기 때문에 당연히 치질 환자도 여성이 많습니다. 하지만 창피해서 병원에 가지 못하고 차일피일 미루다가 악화된 사례가 한둘이 아닙니다. 더는 혼자서 고민하지 마시기 바랍니다! 항문외과에서는 환자가 민망해하지 않도록 여러모로 배려합니다. 치질 증세가 나타나면 하루라도 빨리 진단을 받아보시기 바랍니다. 그래야 빨리 낫습니다.

다나카 씨처럼 치질을 고치려면 먼저 변비를 고쳐야 합니다. 식사로는 식이섬유가 풍부한 음식을 드시는 것이 중요합니다. 하루 20그램 섭취를 목표로 하여 낫토 같은 콩 제품이나 김, 미역, 다시마 등의 해초류나 곡류를 많이 드시기 바랍니다. 청국장이나 요구르트 같은 발효 식품도 추천합니다. 또 평소 요리할 때 쓰는 일반 소금을 쌀누룩에 물과 소금을 더하여 만든 누룩 소금으로 바꾸면 간편하게 식이섬유를 드실 수 있습니다.

동시에 걷는 양을 날마다 조금씩 늘려보시기 바랍니다. 이것만으로도 화장실 가기가 한결 편해질 거예요.

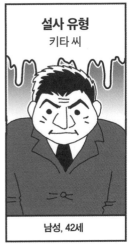

설사 유형
키타 씨

남성, 42세

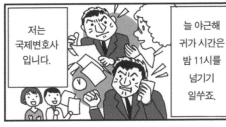

저는 국제변호사입니다.

늘 야근해 귀가 시간은 밤 11시를 넘기기 일쑤죠.

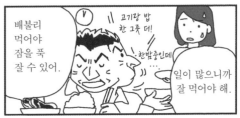

배불리 먹어야 잠을 푹 잘 수 있어.

고기랑 밥 한 그릇 더!

한밤중인데…….

일이 많으니까 잘 먹어야 해.

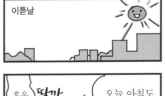

이튿날

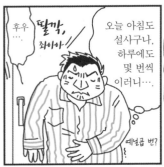

후우….

딸깍, 좌아아

오늘 아침도 설사구나. 하루에도 몇 번씩 이러니….

대닐곱 번?

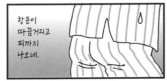

항문이 따끔거리고 피까지 나오네.

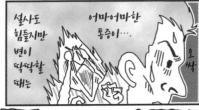

설사도 힘들지만 변이 딱딱할 때는

어마어마한 통증이…….

오싹

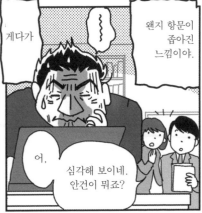

게다가

왠지 항문이 좁아진 느낌이야.

어.

심각해 보이네. 안건이 뭐죠?

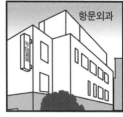

항문외과

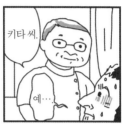

키타 씨.

예…

키타 씨는 치열이네요.

설사를 자주 하다 보니 항문이 찢어진 거예요.

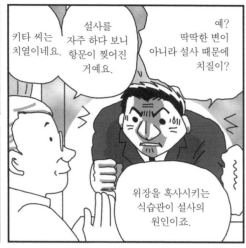

예? 딱딱한 변이 아니라 설사 때문에 치질이?

위장을 혹사시키는 식습관이 설사의 원인이죠.

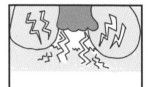

항문 점막은 무척이나 예민한 부위라서 자극적인 음식을 즐기면 변이 항문을 통과할 때 염증이 생기기 쉽거든요.

게다가 배에 힘을 꽉 주고 볼일을 보니까 과부하가 걸려 항문이 찢어지는 겁니다. 이러한 배변 습관이 반복되면 점막이 위축되면서 항문이 좁아지는 항문협착이 생기죠.

끄~응.

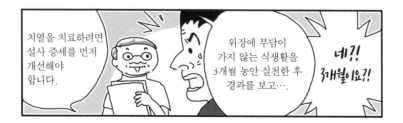

치열을 치료하려면 설사 증세를 먼저 개선해야 합니다.

위장에 부담이 가지 않는 식생활을 3개월 동안 실천한 후 경과를 보고….

네?! 3개월이요?!

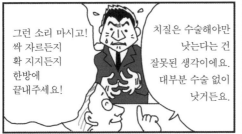

그런 소리 마시고!
싹 자르든지
확 지지든지
한방에
끝내주세요!

치질은 수술해야만
낫는다는 건
잘못된 생각이에요.
대부분 수술 없이
낫거든요.

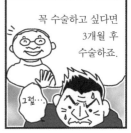

꼭 수술하고 싶다면
3개월 후
수술하죠.

그럼…

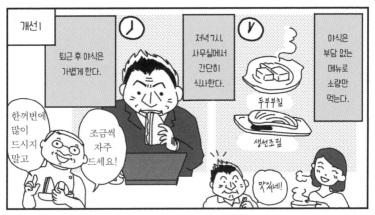

개선1

퇴근 후 야식은
가볍게 한다.

저녁 7시,
사무실에서
간단히
식사한다.

야식은
부담 없는
메뉴로
소량만
먹는다.

두부부침

생선조림

한꺼번에
많이
드시지
말고

조금씩
자주
드세요!

맛있네!

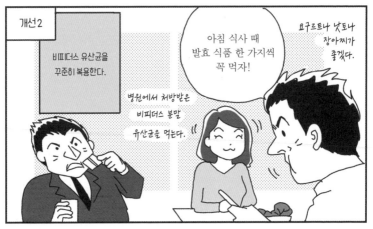

개선2

비피더스 유산균을
꾸준히 복용한다.

아침 식사 때
발효 식품 한 가지씩
꼭 먹자!

요구르트나 낫토나
장아찌가
좋겠다.

병원에서 처방받은
비피더스 분말
유산균을 먹는다.

왜 고치질 않니?

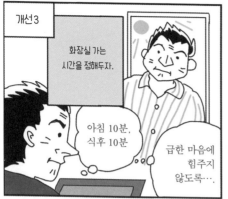

개선3

화장실 가는 시간을 정해두자.

아침 10분, 식후 10분

급한 마음에 힘주지 않도록….

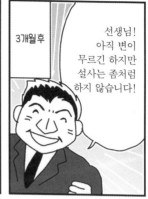

3개월 후

선생님! 아직 변이 무르긴 하지만 설사는 좀처럼 하지 않습니다!

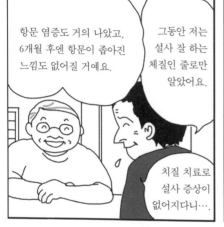

항문 염증도 거의 나았고, 6개월 후엔 항문이 좁아진 느낌도 없어질 거예요.

그동안 저는 설사 잘 하는 체질인 줄로만 알았어요.

치질 치료로 설사 증상이 없어지다니….

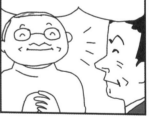

설사는 대부분 체질 때문이 아니라 생활습관 때문이죠. 체질은 바꾸기 어렵지만 습관은 바로 바꿀 수 있어요.

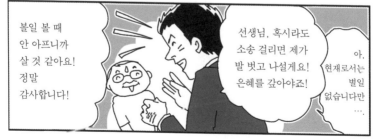

볼일 볼 때 안 아프니까 살 것 같아요! 정말 감사합니다!

선생님, 혹시라도 소송 걸리면 제가 발 벗고 나설게요! 은혜를 갚아야죠!

아, 현재로서는 별일 없습니다만….

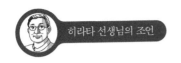
히라타 선생님의 조언

설사 유형은
식습관을 개선하면
수술 없이 고칠 수 있다!

키타 씨의 사례에서 보았듯이 남성분들은 스트레스를 받으면 설사를 하기 쉽습니다. 하루에도 몇 번씩 허겁지겁 화장실로 달려간다는 분이 의외로 많습니다.

잘 알려지지 않은 사실입니다만, 설사도 치질의 적입니다.

설사할 때 어떤 식으로 변을 보시나요? 갑자기 설사할 것 같은 느낌이 들면 당황스러운 데다 항문까지 아프니 어떻게든 빨리 볼일을 마치려고 배에 힘을 꽉 주고 엄청난 기세로 변을 쏟아내지 않나요? 하루에도 몇 번씩 대변을 보는 것 자체가 항문에 부담을 주는데, 심지어 힘까지 주면 항문이 찢어지는 치열이 생기고 맙니다.

앞서 본 만화에서 키타 씨가 "왠지 항문이 좁아진 느낌이야"라고 말하는 장면이 있습니다. 그 이유는 항문이 찢어지고 낫기를 반복하는 과정에서 흉터가 생기다 보니 항문이 좁아지는 '항문협착'이 발생했기 때문입니다.

또 항문에는 '항문선와肛門腺窩'라고 하는 미세한 구멍이 12개 정도 있습니다. 이 구멍에 대변이 들어가면 항문 주변에 농양이 생기고, 이 농양이 터지면서 치루가 발생합니다. 치루는 100퍼센트 수술해야 합니다. 그러니 설사 증세를 가볍게 봐서는 안 되겠죠.

키타 씨는 바로 수술해달라고 했지만, 치열은 대부분 수술하지 않고도 치료할 수 있습니다. 수술을 받고 나아졌다고 해도 생활습관을 바꾸지 않으면 또 다른 위치에서 치열이 발생합니다.

키타 씨는 국제변호사라는 직업 특성상 외국과의 시차가 발생하다 보니 밤늦게까지 일할 수밖에 없는 상황이었죠. 이 상황을 바꿀 수는 없지만 식사 메뉴는 얼마든지 바꿀 수 있습니다.

야식으로 기름진 음식을 먹으면 소화가 잘 안 되니 당연히 설사할 수밖에 없습니다. 실제로 키타 씨는 식습관을 바꾸자 바로 설사 증세가 사라졌고 치열도 자가 치유력으로 나았습니다. 바른 생활습관을 유지하면 6개월 후에는 항문협착도 개선됩니다.

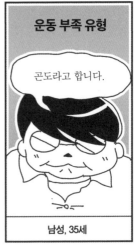

운동 부족 유형

곤도라고 합니다.

남성, 35세

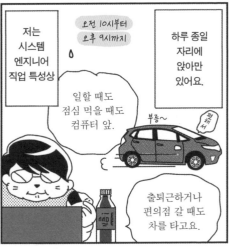

저는 시스템 엔지니어 직업 특성상

오전 10시부터 오후 9시까지

하루 종일 자리에 앉아만 있어요.

일할 때도 점심 먹을 때도 컴퓨터 앞.

부릉~

끼익!

출퇴근하거나 편의점 갈 때도 차를 타고요.

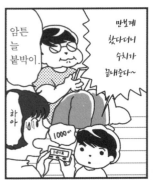

암튼 늘 붙박이.

만병계 했다더니 수치가 끝내준다~

하아

1000원

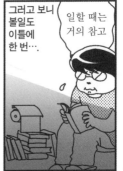

그러고 보니 볼일도 이틀에 한 번….

일할 때는 거의 참고

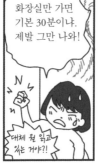

화장실만 가면 기본 30분이냐. 제발 그만 나와!

대체 뭘 읽고 있는 거야?!

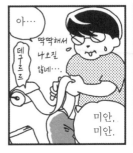

아…

딱딱해서 나오질 않네….

미안, 미안.

데구르르

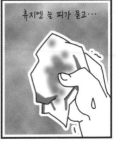

휴지엔 늘 피가 묻고…

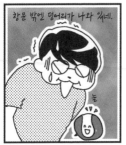

항문 밖엔 덩어리가 나와 있네.

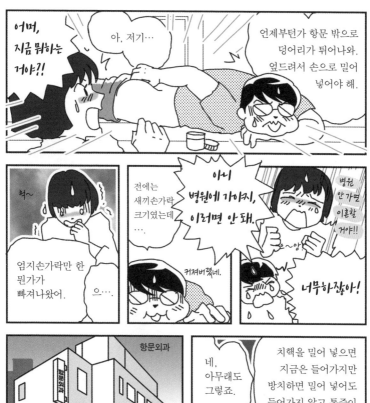

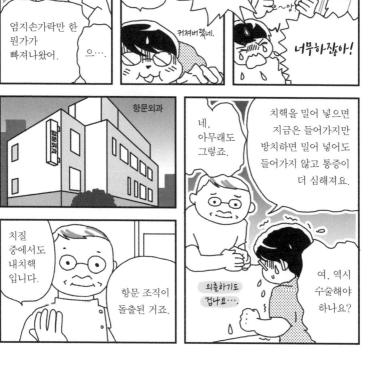

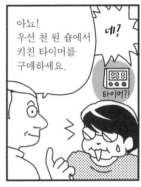

아뇨!
우선 천 원 숍에서
키친 타이머를
구매하세요.

네?

타이머?!

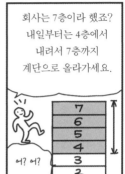

회사는 7층이라 했죠?
내일부터는 4층에서
내려서 7층까지
계단으로 올라가세요.

어? 어?

7
6
5
4
3
2

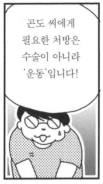

곤도 씨에게
필요한 처방은
수술이 아니라
'운동'입니다!

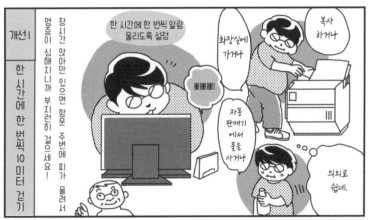

개선1

한 시간에 한 번씩 10미터 걷기

장시간 앉아만 있으면 항문 주변에 피가 몰려서 염증이 심해지니까 부지런히 걸으세요!

한 시간에 한 번씩 알람 올리도록 설정

삐비비비비

화장실에 가거나

복사하거나

자동판매기에서 물을 사거나

의외로 쉽네.

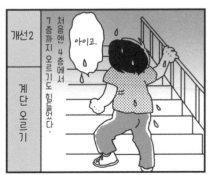

개선2

계단 오르기

처음엔 4층에서 7층까지 오르기도 힘들었다.

아이고.

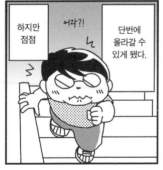

하지만 점점

어라?!

단번에 올라갈 수 있게 됐다.

왜 고치질 않니?

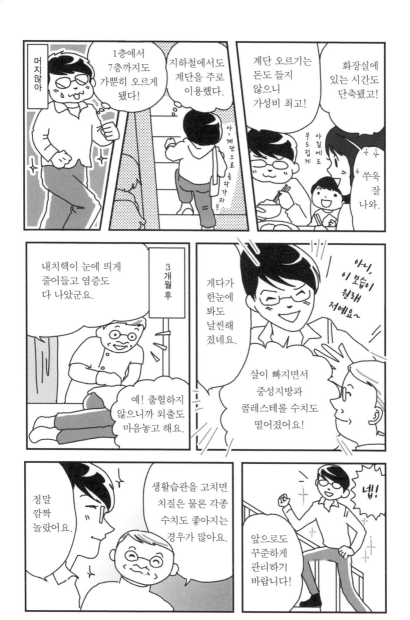

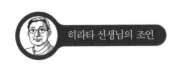

운동 부족 유형은
일상에서 자연스럽게
운동량을 늘리도록 노력하자!

시스템 엔지니어 곤도 씨처럼 하루 종일 앉아서 일하는 분이 많습니다. 이처럼 사무직 종사자는 긴 시간을 앉아만 있으니 상체의 무게가 고스란히 하체에 쏠리게 됩니다. 결국 항문에 피가 몰려서 치질에 걸리기 쉬운 상태가 되죠. 즉, 운동 부족은 치질을 일으키는 주요 원인입니다.

그렇다고 헬스클럽에 등록해봤자 바쁜 일상에 쫓겨 회비만 날리기 일쑤죠. 운동은 날마다 꾸준히 할 수 있느냐가 무엇보다 중요합니다. 따라서 일상에서 운동량을 늘리는 방법이 가장 바람직합니다. 곤도 씨의 경우 사무실은 7층이지만 4층부터는 계단으로 올라가고, 한 시간에 한 번씩 일어나서 걷는 방법이 치질 치료에 큰 도움이 됐습니다.

지하철에서 사람들을 살펴보면 에스컬레이터를 타지 않고 계단을 이용하는 중장년층이 꽤 있습니다. 그중에는 건강을 위해 일부러 걸어 올라가는 분도 있지 않을까요? 비록 짧은 시간이라도 기회가 있을 때마다 큰 부담 없이 걷는 습관을 들여보시기 바랍니다.

처음에는 좀 힘들지 몰라도 걸어서 계단을 올라가는 습관이 일단 몸에 배면 점점 몸이 가뿐해지면서 오히려 "걸어 올라가지 않으면 찜찜하다"라고 얘기하는 분이 많습니다. 일상 속 걷기가 습관이 되면 몸을 움직여야 한다고 굳이 의식하지 않아도 양치질이나 샤워처럼 당연히 해야 할 일로 자리 잡기 때문입니다.

운동을 시작하고 식생활을 바꾸는 등 생활습관을 고치면 변비, 설사, 치질이 낫는 것은 물론이고 혈압과 혈당 수치도 떨어집니다. 안구건조증이나 요통이 완화된 예도 많습니다. 곤도 씨처럼 볼 때마다 군살이 쏙 빠진 분도 쉽게 찾아볼 수 있답니다.

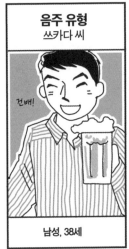

음주 유형
쓰카다 씨

건배!

남성, 38세

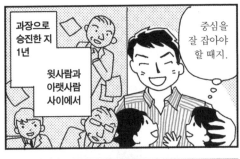

과장으로 승진한 지 1년

윗사람과 아랫사람 사이에서

중심을 잘 잡아야 할 때지.

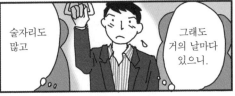

술자리도 많고

그래도 거의 날마다 있으니.

하아, 졸려….

만성적인 수면 부족 이겠지.

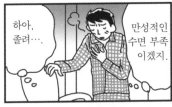

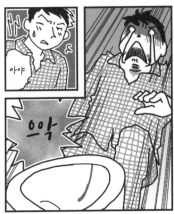

아야

으악

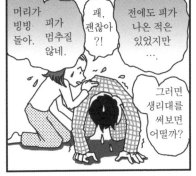

머리가 빙빙 돌아.

피가 멈추질 않네.

괜찮아?!

전에도 피가 나온 적은 있었지만….

그러면 생리대를 써보면 어떨까?

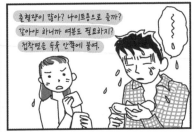

출혈량이 많아? 나이트용으로 줄까?

감아야 하니까 여분도 필요하지?

접착면을 속옷 안쪽에 붙여.

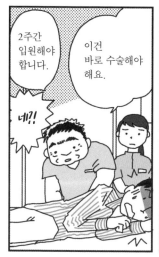

2주간 입원해야 합니다.

이건 바로 수술해야 해요.

네?!

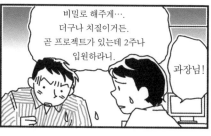

비밀로 해주게….
더구나 치질이거든.
곧 프로젝트가 있는데 2주나 입원하라니.

과장님!

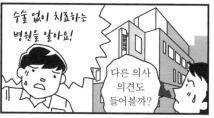

수술 없이 치료하는 병원을 알아요!

다른 의사 의견도 들어볼까?

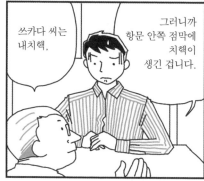

쓰카다 씨는 내치핵,

그러니까 항문 안쪽 점막에 치핵이 생긴 겁니다.

나른하고 어지러운 것도 출혈에 따른 빈혈이 원인입니다.

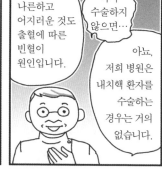

역시 수술하지 않으면…

아뇨, 저희 병원은 내치핵 환자를 수술하는 경우는 거의 없습니다.

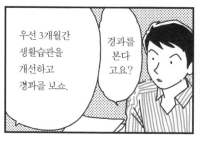

우선 3개월간 생활습관을 개선하고 경과를 보죠.

경과를 본다고요?

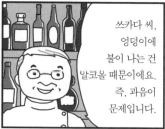

쓰카다 씨, 엉덩이에 불이 나는 건 알코올 때문이에요. 즉, 과음이 문제입니다.

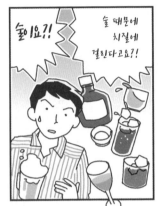

술이요?!

술 때문에
치질에
걸린다고요?!

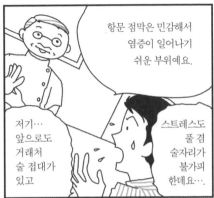

항문 점막은 민감해서
염증이 일어나기
쉬운 부위예요.

저기…
앞으로도
거래처
술 접대가
있고

스트레스도
풀 겸
술자리가
불가피
한데요….

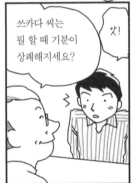

쓰카다 씨는
뭘 할 때 기분이
상쾌해지세요?

앗!

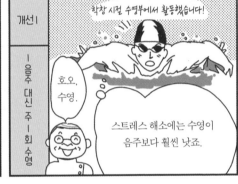

개선1

ㅣ음주 대신 주ㅣ회 수영

학창 시절 수영부에서 활동했습니다!

호오,
수영.

스트레스 해소에는 수영이
음주보다 훨씬 낫죠.

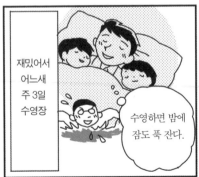

재밌어서
어느새
주 3일
수영장

수영하면 밤에
잠도 푹 잔다.

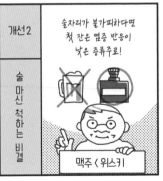

개선2

술 마신 척하는 비결

술자리가 불가피하다면
첫 잔은 염증 반응이
낮은 증류주로!

맥주 〈 위스키

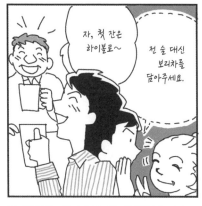

자, 첫 잔은 하이볼로~

전 술 대신 보리차를 담아주세요.

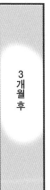

3개월 후

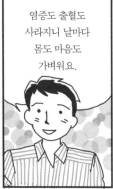

염증도 출혈도 사라지니 날마다 몸도 마음도 가벼워요.

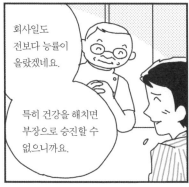

회사일도 전보다 능률이 올랐겠네요.

특히 건강을 해치면 부장으로 승진할 수 없으니까요.

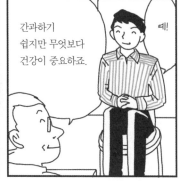

간과하기 쉽지만 무엇보다 건강이 중요하죠.

예!

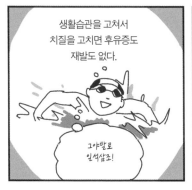

생활습관을 고쳐서 치질을 고치면 후유증도 재발도 없다.

그야말로 일석삼조!

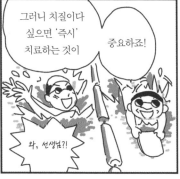

그러니 치질이다 싶으면 '즉시' 치료하는 것이

중요하죠!

와, 선생님?!

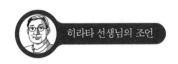

음주 유형은
술자리에서 요령껏 대처하자!

　쓰카다 씨는 대변볼 때 흐른 피가 멈추지 않자 깜짝 놀라서 병원
에 달려왔죠. 내치핵을 앓는 환자 중에는 이러한 사례가 적지 않습
니다. 그도 그럴 것이 내치핵은 별다른 통증이 없다 보니 피를 쏟거
나 항문 조직이 밖으로 튀어나오고 나서야 치질에 걸렸다는 사실을
알게 되기 때문입니다. 쓰카다 씨는 출혈량이 많아서 아내의 권유
로 생리대를 이용했는데, 사실은 치질에 걸린 남성 가운데 생리대
를 이용하는 분이 상당히 많습니다. 생리대가 쿠션 역할을 해서 앉
을 때 통증을 덜어준다고 하더군요.

쓰카다 씨는 처음 찾아간 병원에서 '즉시 수술해야 한다'고 진단 받았습니다. 분명 즉시 수술해야 할 때도 있지만, 치핵이나 치열일 때는 수술을 먼저 고려하지는 않습니다. 생활습관을 고치면 대부분 3개월 만에 상태가 호전되기 때문입니다.

누구나 의사가 바로 수술해야 한다고 하면 '큰일 났다'는 생각과 함께 가슴이 철렁 내려앉기 마련입니다. 하지만 치질은 응급수술이 필요한 경우가 거의 없다는 점을 알면 침착하게 대응할 수 있을 겁니다.

일단 마음을 가라앉히고 "어떤 증상인가요?", "왜 수술해야 하나요?"라고 의사에게 물어보시기 바랍니다. 그다음 진단서를 발급받으세요. 서면으로 증거자료를 남겨두는 이상 의사도 섣부른 판단을 경계하게 되겠죠. 또 쓰카다 씨처럼 다른 병원에서도 진료를 꼭 받아보셨으면 합니다.

음주는 피하는 것이 가장 바람직하지만 사회생활을 하다 보면 술자리에서 빠지기가 난처할 때가 있죠. 이럴 때는 염증을 일으키기 쉬운 염기성 유기 화합물인 알칼로이드Alkaloid가 함유된 양조주보다는 증류주를 마시는 편이 그나마 낫습니다. 단, 과음하지 않도록 유의해야 합니다. 과음하면 그다음 날 엉덩이에 불이 나서 호되게 고생할 테니까요.

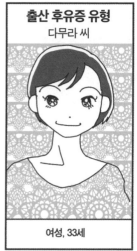

출산 후유증 유형
다무라 씨

여성, 33세

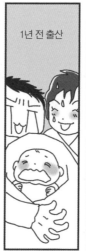

1년 전 출산

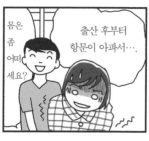

몸은 좀 어떠세요?

출산 후부터 항문이 아파서….

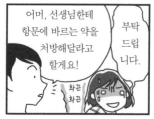

어머, 선생님한테 항문에 바르는 약을 처방해달라고 할게요!

부탁 드립니다.

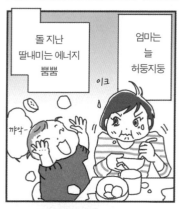

돌 지난 딸내미는 에너지 뿜뿜

엄마는 늘 허둥지둥

이크

꺄악~

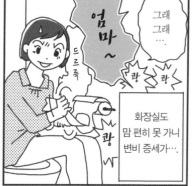

엄마~

드르륵

콰

그래 그래….

화장실도 맘 편히 못 가니 변비 증세가…

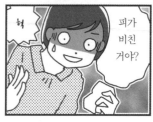

헉

피가 비친 거야?

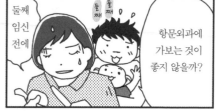

둘째 임신 전에

항문외과에 가보는 것이 좋지 않을까?

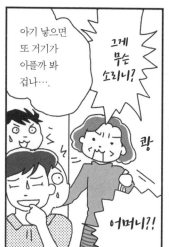

아기 낳으면
또 거기가
아플까 봐
겁나….

그게 무슨
소리니?

쾅

어머니?!

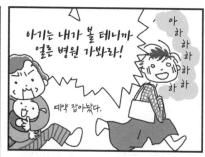

아기는 내가 볼 테니까
얼른 병원 가봐라!

아
하
하
하
하

때약 잡아놨다.

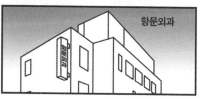

항문외과

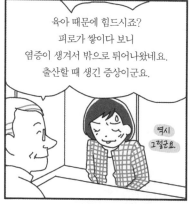

육아 때문에 힘드시죠?
피로가 쌓이다 보니
염증이 생겨서 밖으로 튀어나왔네요.
출산할 때 생긴 증상이군요.

역시
그렇군요.

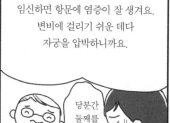

임신하면 항문에 염증이 잘 생겨요.
변비에 걸리기 쉬운 데다
자궁을 압박하니까요.

당분간
둘째를
갖는 건
무리겠네요.

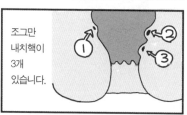

조그만
내치핵이
3개
있습니다.

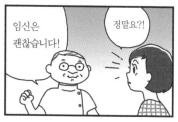

임신은
괜찮습니다!

정말요?!

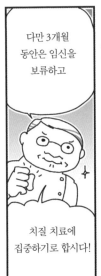

다만 3개월
동안은 임신을
보류하고

치질 치료에
집중하기로 합시다!

개선1 화장실 가는 시간 사수

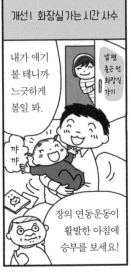

내가 애기
볼 테니까
느긋하게
볼일 봐.

남편
출근 전
화장실
가기

꺄
꺄

장의 연동운동이
활발한 아침에
승부를 보세요!

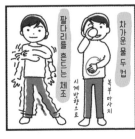

차가운 물 두 컵

팔다리를 흔드는
체조

시계방향으로
복부마사지

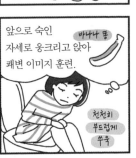

앞으로 숙인
자세로 웅크리고 앉아
쾌변 이미지 훈련.

바나나 똥

천천히
부드럽게
쑤욱

개선2 수유 중에는 수분을 충분히 섭취

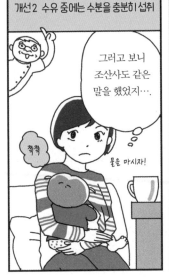

그러고 보니
조산사도 같은
말을 했었지….

쪽쪽

물을 마시자!

개선3 메밀차, 콩가루, 시리얼, 낫토 상비

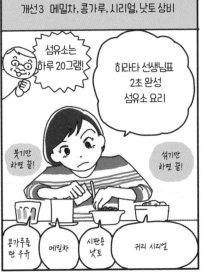

섬유소는
하루 20그램!

히라타 선생님표
2초 완성
섬유소 요리

붓기만
하면 끝!

섞기만
하면 끝!

콩가루를
탄 우유

메밀차

시판용
낫토

귀리 시리얼

왜 고치질 않니?

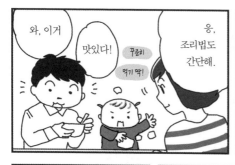

와, 이거

맛있다!

꾸준히

먹기 딱!

응, 조리법도 간단해.

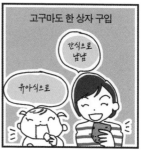

고구마도 한 상자 구입

간식으로 냠냠

유아식으로

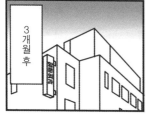

3개월 후

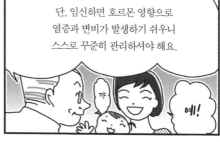

단, 임신하면 호르몬 영향으로 염증과 변비가 발생하기 쉬우니 스스로 꾸준히 관리하셔야 해요.

꺄

예!

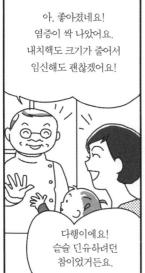

아, 좋아졌네요! 염증이 싹 나았어요. 내치핵도 크기가 줄어서 임신해도 괜찮겠어요!

다행이에요! 슬슬 딘유하려던 참이었거든요.

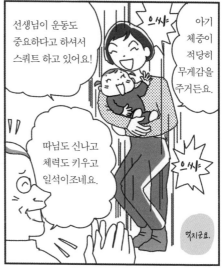

선생님이 운동도 중요하다고 하셔서 스쿼트 하고 있어요!

따님도 신나고 체력도 키우고 일석이조네요.

아기 체중이 적당히 무게감을 주거든요.

으쌰

으쌰

먹지군요.

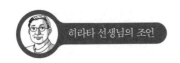
히라타 선생님의 조언

출산 후유증 유형은
생활 리듬을 바로잡아
꼭 정해진 시간에 볼일을 보자!

다무라 씨처럼 임신과 출산을 겪으면서 치질에 걸리는 분이 상당히 많습니다. 임신하면 자궁이 커지므로 하체에서 심장으로 돌아오는 혈액이 하대정맥을 압박하게 됩니다. 이에 따라 자칫 잘못하면 항문과 직장 부근의 정맥에 피가 뭉쳐서 치질에 걸리고 맙니다. 게다가 임신 중에는 호르몬 균형이 깨지기 쉽다 보니 항문 점막에 염증이 잘 생깁니다. 배가 점점 불러오면 운동 부족으로 변비 증세가 나타나기도 하고 분만 시 힘을 세게 주다가 탈항이 발생하기도 합니다.

심지어 출산 후에도 아기가 엄마 곁을 한시도 떠나지 않으려고 하다 보니 볼일을 자꾸 미루게 되죠. 이렇게 변의를 참다 보면 '직장성 변비'에 걸립니다. 대변이 직장까지 내려오면 '화장실에 가고 싶다'는 변의가 느껴지는데, 이 신호를 무시하면 막상 볼일을 볼 때는 힘을 줘도 배변이 잘 안 되거나 배변 후에도 잔변감이 남기 쉽습니다. 방치하면 변의조차 느끼지 못하는 상태에 빠지고 말죠.

악순환의 고리를 끊기 위해 다무라 씨는 아침마다 정해진 시간에 화장실에 가고, 아기는 남편이 출근 전까지 돌봐주기로 했습니다. 또 변기에 앉을 때마다 기분 좋게 볼일을 마치는 장면을 머릿속에 그리는 '쾌변 이미지 트레이닝'도 병행했습니다. 이 트레이닝은 의외로 효과가 높습니다. '이렇게 하면 대변이 잘 나온다'는 성공 체험이 반복되면서 쾌변이 당연한 습관으로 자리 잡기 때문입니다.

그리고 육아 때문에 정신없이 바쁜 상황을 고려하여 하루에 필요한 식이섬유를 손쉽게 섭취할 수 있는 방법을 알려드렸습니다. 아침으로 드시는 귀리 시리얼에는 식이섬유가 11그램 함유되어 있습니다. 점심으로 드시는 콩가루를 탄 우유에는 식이섬유가 3그램, 오후에 마시는 메밀차에도 식이섬유가 3그램, 저녁에 드시는 낫토 한 팩 역시 식이섬유가 3그램 함유되어 있습니다. 이렇게 하면 하루에 필요한 식이섬유 20그램을 다 섭취할 수 있습니다. 이 정도 양이라면 날마다 부담 없이 식사에 곁들일 수 있겠죠.

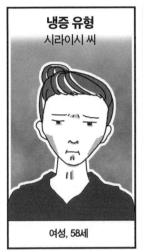

냉증 유형
시라이시 씨

여성, 58세

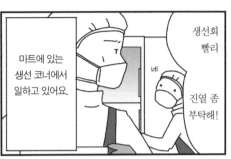

마트에 있는 생선 코너에서 일하고 있어요.

생선회 빨리 진열 좀 부탁해!

네

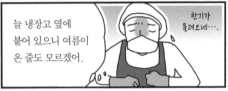

늘 냉장고 옆에 붙어 있으니 여름이 온 줄도 모르겠어.

한기가 몰려오네···.

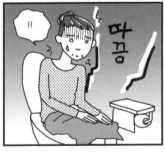

!!

따끔

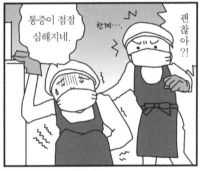

통증이 점점 심해지네.

한계···.

괜찮아?!

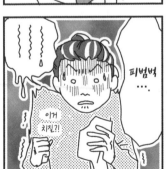

피범벅····.

이거 치질?!

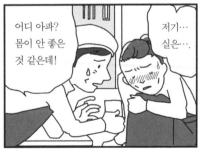

어디 아파? 몸이 안 좋은 것 같은데!

저기··· 실은···.

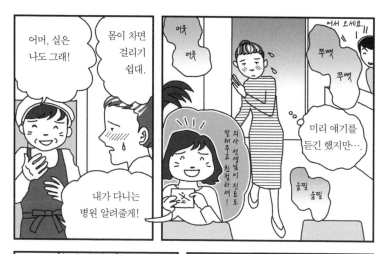

어머, 실은 나도 그래!

몸이 차면 걸리기 쉽대.

내가 다니는 병원 알려줄게!

머쓱 머쓱

잘해주고 친절해서! 의사 선생님이 진료도

어서 오세요..

쭈뼛 쭈뼛

미리 얘기를 듣긴 했지만….

움찔 움찔

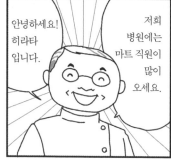

안녕하세요! 히라타 입니다.

저희 병원에는 마트 직원이 많이 오세요.

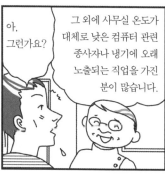

아, 그런가요?

그 외에 사무실 온도가 대체로 낮은 컴퓨터 관련 종사자나 냉기에 오래 노출되는 직업을 가진 분이 많습니다.

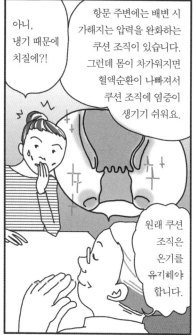

아니, 냉기 때문에 치질에?!

항문 주변에는 배변 시 가해지는 압력을 완화하는 쿠션 조직이 있습니다. 그런데 몸이 차가워지면 혈액순환이 나빠져서 쿠션 조직에 염증이 생기기 쉬워요.

원래 쿠션 조직은 온기를 유지해야 합니다.

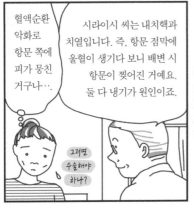

혈액순환 악화로 항문 쪽에 피가 뭉친 거구나….

시라이시 씨는 내치핵과 치열입니다. 즉, 항문 점막에 울혈이 생기다 보니 배변 시 항문이 찢어진 거예요. 둘 다 냉기가 원인이죠.

그러면 수술해야 하나?

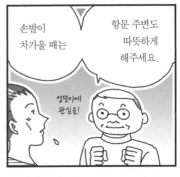

손발이 차가울 때는

항문 주변도 따뜻하게 해주세요.

엉덩이에 관심을!

이를 위하여

개선1 여름에도 속옷을 입어 냉기 차단

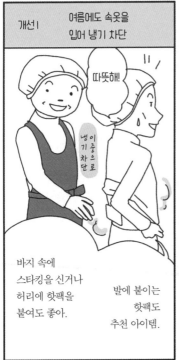

따뜻해!

냉기 중 차단 으로

바지 속에 스타킹을 신거나 허리에 핫팩을 붙여도 좋아.

발에 붙이는 핫팩도 추천 아이템.

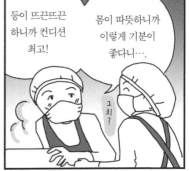

등이 뜨끈뜨끈 하니까 컨디션 최고!

몸이 따뜻하니까 이렇게 기분이 좋다니….

그 치?

개선2 매일 목욕하기

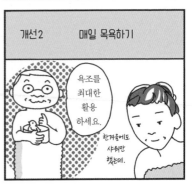

욕조를 최대한 활용 하세요.

한겨울에도 샤워만 했는데.

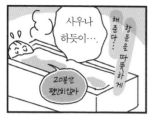

사우나 하듯이…

해준다…

항문을 따뜻하게

20분간 편안히앉아

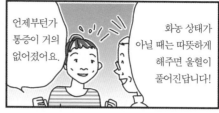

언제부턴가 통증이 거의 없어졌어요.

화농 상태가 아닐 때는 따뜻하게 해주면 울혈이 풀어진답니다!

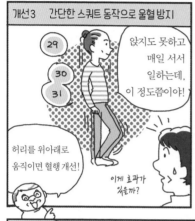

개선3 간단한 스쿼트 동작으로 울혈 방지

29
30
31

앉지도 못하고 매일 서서 일하는데, 이 정도쯤이야!

허리를 위아래로 움직이면 혈행 개선!

이게 효과가 있을까?

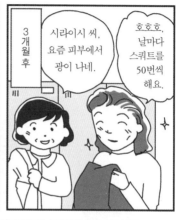

3개월 후

시라이시 씨, 요즘 피부에서 광이 나네.

호호호, 날마다 스쿼트를 50번씩 해요.

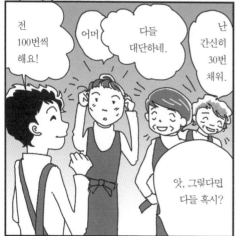

전 100번씩 해요!

어머

다들 대단하네.

난 간신히 30번 채워.

앗, 그렇다면 다들 혹시?

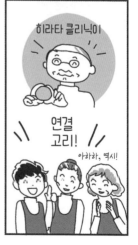

히라타 클리닉이

연결 고리!

아하하, 역시!

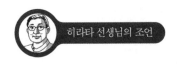

냉증 유형은
일회용 핫팩으로 냉기를 방지하자!

마트 생선 코너에서 일하는 시라이시 씨처럼 장시간 냉기에 노출되는 직장 환경 때문에 고민하는 분이 많습니다. 네트워크 운용 기기나 컴퓨터 등이 여러 대 설치된 공간에서도 실내 온도가 적정 온도보다 보통 낮게 설정됩니다. 이러한 환경 역시 수족 냉증과 같은 질병의 원인이 되므로 주의해야 합니다. 일반 사무실도 여름에는 에어컨 사용량이 늘어 자칫 냉방병에 걸리기 쉽죠.

항문 주변에는 동맥과 정맥이 그물코처럼 밀집되어 있습니다. 그런데 체온이 내려가면 혈관이 수축되어 혈액순환이 잘 되지 않기 때문에 자칫 염증이 생기기 쉽습니다. 바로 이 염증이 치질을 일으키는 주범입니다. 최근 여름철 냉기에 따른 치질이 급증하면서 '치질은 여름 질환'이라는 말까지 나올 정도랍니다.

집에서는 에어컨을 마음대로 조절할 수 있지만 직장에서는 그러기 힘들죠. 그러니 무릎 담요를 준비하는 등 스스로 대책을 세워야 합니다. 특히 냉증 방지에 효과적인 제품으로 일회용 발가락 핫팩을 추천하고 싶습니다. 신발 안쪽이나 양말 바닥의 발가락 부분에 붙이기만 하면 되니까 간편합니다. 동시에 발열 기능으로 발끝까지 따뜻하게 체온을 지켜줍니다.

허리에 핫팩을 붙여도 좋습니다. 꼬리뼈보다 조금 위쪽에 자리한 엉치뼈 부근을 따뜻하게 해주면 혈액순환 장애가 개선됩니다. 항문 부위의 울혈을 푸는 데도 효과가 큽니다.

또 욕조에 40도 안팎의 온수를 받아서 20분 정도 몸을 담그기만 해도 항문 부위의 울혈이 풀어져서 시라이시 씨처럼 통증이 줄어든 예를 쉽게 찾아볼 수 있습니다. 단, 화농 상태일 때는 해당 부위에 열을 가하면 오히려 악화되니 입욕을 삼가야 합니다.

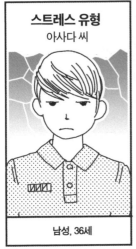

스트레스 유형
아사다 씨

남성, 36세

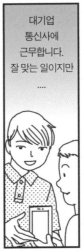

대기업 통신사에 근무합니다. 잘 맞는 일이지만 ....

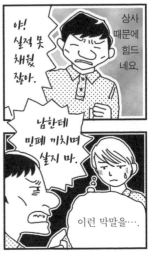

야! 실적 못 채웠잖아.

상사 때문에 힘드네요.

남한테 민폐 끼치며 살지 마.

이런 막말을….

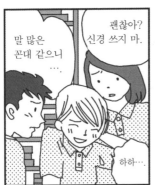

괜찮아? 신경 쓰지 마.

말 많은 꼰대 같으니….

하하…

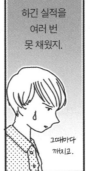

하긴 실적을 여러 번 못 채웠지.

그때마다 깨지고.

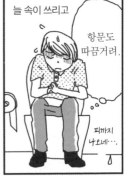

늘 속이 쓰리고

항문도 따끔거려.

피까지 나오네….

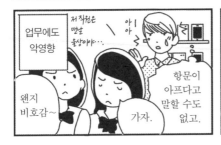

업무에도 악영향

저 직원은 맨날 울상이야….

아! 아!

왠지 비호감~

가자.

항문이 아프다고 말할 수도 없고.

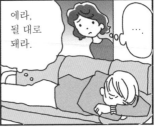

에라, 될 대로 돼라.

….

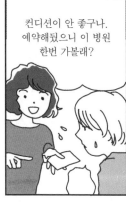

컨디션이 안 좋구나. 예약해뒀으니 이 병원 한번 가볼래?

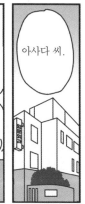

아사다 씨.

내치핵이 있고 염증이 심해요. 거기다 자꾸 설사를 하니까 염증 부위를 자극해서 좀 낫나 싶다가도 증세가 도지는 악순환에 빠져버리는 거죠.

하아…

스트레스성 설사가 치질을 일으킨 원인이니 마음을 편히 가져보세요.

혁

그렇지 않아요. 힘든 일이나 짜증나는 상사는 사실 스트레스의 주범이 아니에요.

그저 자극일 뿐이죠.

네?!

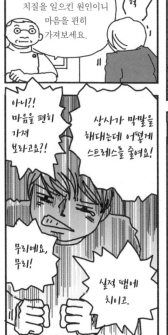

아니?! 마음을 편히 가져 보라고요?!

상사가 막말을 해대는데 어떻게 스트레스를 줄여요!

무리예요, 무리!

실적 땜에 치이고.

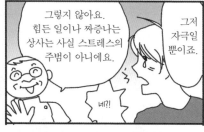

스트레스 요인 상사·실적

자 극

타격 100

타격 50

전문 용어로는 스트레서, 즉 스트레스 요인이라고 합니다. 이 스트레스 요인에 대처하는 능력은 사람마다 다르죠.

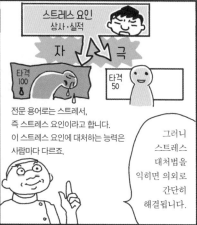

그러니 스트레스 대처법을 익히면 의외로 간단히 해결됩니다.

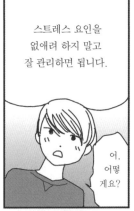

스트레스 요인을 없애려 하지 말고 잘 관리하면 됩니다.

어, 어떻게요?

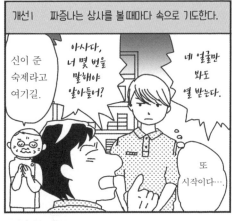

개선1　　짜증나는 상사를 볼 때마다 속으로 기도한다.

신이 준 숙제라고 여기길.

아사다, 너 몇 번을 말해야 알아들어?

네 얼굴만 봐도 열 받는다.

또 시작이다…

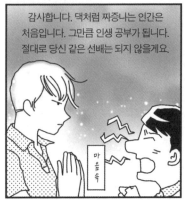

감사합니다. 댁처럼 짜증나는 인간은 처음입니다. 그만큼 인생 공부가 됩니다. 절대로 당신 같은 선배는 되지 않을게요.

마음속

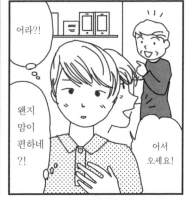

어라?!

왜지 맘이 편하네?!

어서 오세요!

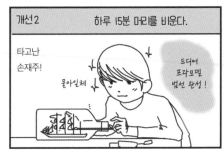

개선2　　하루 15분 머리를 비운다.

타고난 손재주!

물아일체

드디어 프라모델 범선 완성!

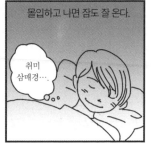

몰입하고 나면 잠도 잘 온다.

취미 삼매경…

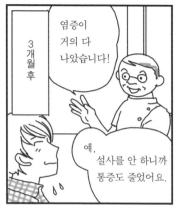

3개월 후

염증이 거의 다 나았습니다!

예, 설사를 안 하니까 통증도 줄었어요.

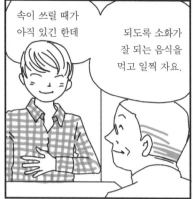

속이 쓰릴 때가 아직 있긴 한데

되도록 소화가 잘 되는 음식을 먹고 일찍 자요.

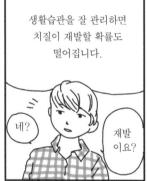

생활습관을 잘 관리하면 치질이 재발할 확률도 떨어집니다.

네?

재발 이요?

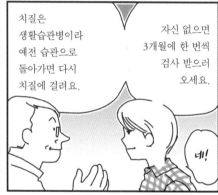

치질은 생활습관병이라 예전 습관으로 돌아가면 다시 치질에 걸려요.

자신 없으면 3개월에 한 번씩 검사 받으러 오세요.

네!

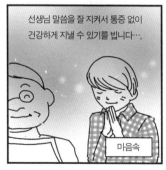

선생님 말씀을 잘 지켜서 통증 없이 건강하게 지낼 수 있기를 빕니다….

마음속

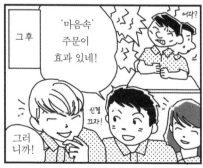

그 후

'마음속' 주문이 효과 있네!

어라?

신병 꼬자!

그러 니까!

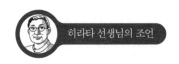

스트레스 유형은
한 귀로 듣고 한 귀로
흘리는 요령을 익히자!

스트레스를 받으면 뇌에서 위급 상황으로 인식하고 민첩하게 대처하도록 흥분성 신경전달물질인 아드레날린 호르몬을 분비합니다. 이 상태가 지속되면 염증 물질이 쌓여 몸 여기저기서 염증이 발생하는데, 항문 부위의 염증이 만성화되면 치질에 걸리고 맙니다. 특히 스트레스는 감염이나 질병으로부터 신체를 보호하는 면역 반응을 떨어뜨려 염증을 악화시킵니다. 악순환이 반복되는 셈이죠.

하지만 "스트레스를 줄여보세요"라고 말해봤자 "말이 쉽지, 안되니까 이렇게 된 거잖아요" 하고 짜증만 내기 일쑤입니다. 제 말은 결코 꼰대 상사와 맞서 싸우라는 의미가 아닙니다. 직장을 그만두라고 조언할 생각도 없습니다. 현실에서는 양쪽 다 실현 불가능한 얘기일 테니까요. 단, 스트레스의 실체를 파악한다면 좀 더 지혜롭게 대처할 수 있습니다. 꼰대 상사나 실적 압박은 외부 자극일 뿐, 스트레스 그 자체는 아닙니다. 즉 스트레스를 유발하는 요인입니다. 이것은 스스로 바꾸지는 못합니다.

하지만 스트레스 요인을 받아들이는 태도는 스스로 바꿀 수 있죠. 가령 10점짜리 스트레스 요인이 마음의 작용에 따라 20점으로 껑충 뛰어오르기도 합니다. 그러면 점점 스트레스에 시달리게 됩니다. 반면 스트레스 요인을 잘 관리하면 5점으로 줄어들어 강도가 약한 스트레스로 끝납니다.

만화에서 살펴본 아사다 씨는 마음의 작용 때문에 스트레스가 두 배에서 세 배까지 늘어난 상태였습니다. 이 점에 착안하여 한 귀로 듣고 한 귀로 흘려보내는 요령을 알려드렸습니다. 업무상 필요한 응대는 하되, 상사가 함부로 한 말을 곱씹거나 괜스레 자책하지 말고 되도록 상사와 거리를 두면서 상사라는 존재 자체에 신경을 쓰지 않기로 한 것이죠. 그 결과 스트레스가 절반에서 3분의 1정도로 확연히 줄어들었습니다. 타인이나 주변 환경을 바꾸기는 어렵지만 자신을 바꾸는 일은 일단 실천해보면 의외로 간단합니다.

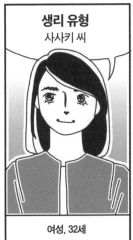

생리 유형
사사키 씨

여성, 32세

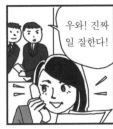

우와! 진짜 일 잘한다!

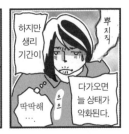

하지만 생리 기간이

뿌지직

딱딱해….

다가오면 늘 상태가 악화된다.

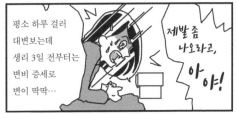

평소 하루 걸러 대변보는데 생리 3일 전부터는 변비 증세로 변이 딱딱…

제발 좀 나오라고, 아야!

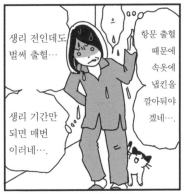

생리 전인데도 벌써 출혈…

항문 출혈 때문에 속옷에 냅킨을 깔아둬야 겠네….

생리 기간만 되면 매번 이러네….

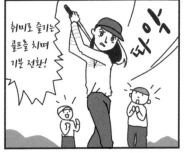

취미로 즐기는 골프를 치며 기분 전환!

딱 악

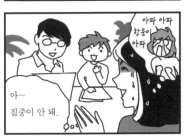

아파 아파 항문이 아파

아~ 집중이 안 돼.

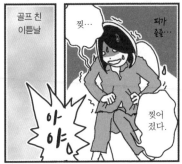

골프 친 이튿날

찢…

피가 줄줄…

아야

찢어졌다.

왜 고치질 않니?

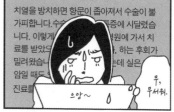
치열을 방치하면 항문이 좁아져서 수술이 불
가피합니다. 수술 ~~~~ 통증에 시달렸습
니다. 이렇게 ~~~ 병원에 가서 치
료를 받았으~~~, 하는 후회가
밀려왔습니~~~~데 실은
암일 때도 ~~~
진료를 ~~~

으앙~

무, 무서워.

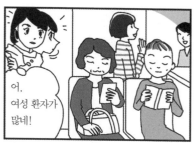
어, 여성 환자가
많네!

생리는
앞으로도
계속될 테고

업무에도
지장이 있으니
병원에
가야겠다.

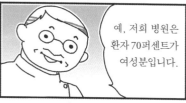
예, 저희 병원은
환자 70퍼센트가
여성분입니다.

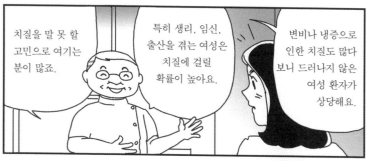
치질을 말 못 할
고민으로 여기는
분이 많죠.

특히 생리, 임신,
출산을 겪는 여성은
치질에 걸릴
확률이 높아요.

변비나 냉증으로
인한 치질도 많다
보니 드러나지 않은
여성 환자가
상당해요.

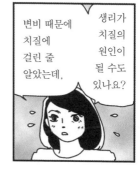
변비 때문에
치질에
걸린 줄
알았는데,

생리가
치질의
원인이
될 수도
있나요?

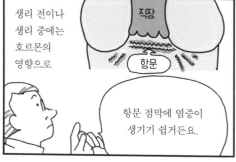
생리 전이나
생리 중에는
호르몬의
영향으로

직장

항문

항문 점막에 염증이
생기기 쉽거든요.

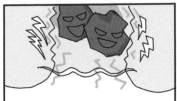

염증 부위를 딱딱한 변이 자극하니
상처가 덧나는 악순환에 빠지죠.

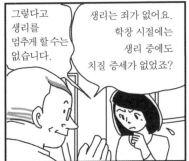

생리는 죄가 없어요.
학창 시절에는
생리 중에도
치질 증세가 없었죠?

그렇다고
생리를
멈추게 할 수는
없습니다.

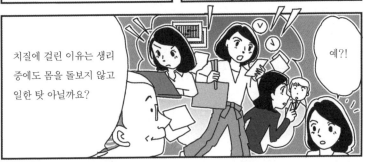

치질에 걸린 이유는 생리
중에도 몸을 돌보지 않고
일한 탓 아닐까요?

예?!

개선1 **생리 3일 전부터 생리 마칠 때
까지는 한 시간 일찍 잔다.**

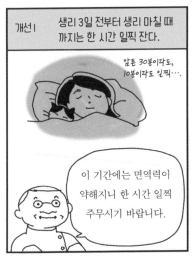

암튼 30분이라도,
10분이라도 일찍….

이 기간에는 면역력이
약해지니 한 시간 일찍
주무시기 바랍니다.

개선2 **생리 중에는 업무를 10퍼센트
줄인다.**

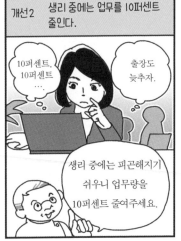

10퍼센트,
10퍼센트
….

출장도
늦추자.

생리 중에는 피곤해지기
쉬우니 업무량을
10퍼센트 줄여주세요.

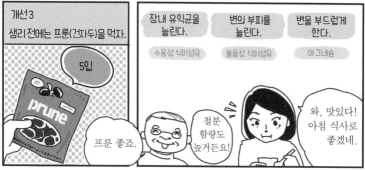

개선3
생리 전에는 프룬(건자두)을 먹자.

5입

prune

프룬 좋죠.

장내 유익균을 늘린다.	변의 부피를 늘린다.	변을 부드럽게 한다.
수용성 식이섬유	불용성 식이섬유	마그네슘

철분 함량도 높거든요!

와, 맛있다!
아침 식사로
좋겠네.

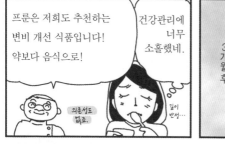

프룬은 저희도 추천하는
변비 개선 식품입니다!
약보다 음식으로!

건강관리에
너무
소홀했네.

의존성도
없죠.

길이
빠서…

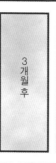

3개월 후

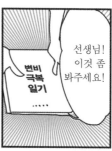

선생님!
이것 좀
봐주세요!

변비
극복
일기
.....

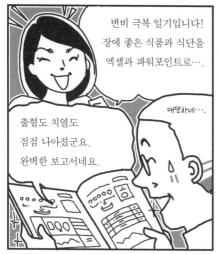

변비 극복 일기입니다!
장에 좋은 식품과 식단을
엑셀과 파워포인트로….

대단하네….

출혈도 치열도
점점 나아졌군요.
완벽한 보고서네요.

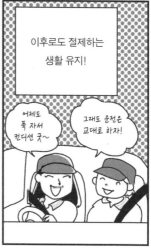

이후로도 절제하는
생활 유지!

어제도
푹 자서
컨디션 굿~

그래도 운전은
교대로 하자!

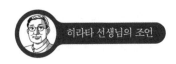

생리 유형은
생리 기간 동안
업무량을 10퍼센트 줄이자!

여성은 생리 기간 동안 호르몬 변화에 따른 배변 장애를 겪기 쉽습니다. 생리 전에는 변비를, 생리 중에는 설사를 하기 일쑤라 어떻게 해야 할지 고민하는 분이 많습니다. 게다가 생리 중에는 염증이 잘 생기기 때문에 치질에 걸리기 십상입니다. 다행히 생리 기간을 기록해두면 생리 예정일을 알 수 있으니 대책 또한 마련해둘 수 있겠죠.

생리 중에는 허리나 배가 아프거나 금세 피곤해지고 자꾸 졸리기도 합니다. 그러니 체력이 많이 요구되거나 시간이 오래 걸리는 일은 피하는 편이 좋습니다. 저녁 외출 또한 삼갔으면 합니다.

사사키 씨처럼 매사 열정이 넘치는 분일수록 오히려 건강에 소홀해지기 쉬우니 좀 더 건강에 유의하면서 생리 기간에는 다음 3가지를 실천해보시기 바랍니다. '업무를 10퍼센트 줄인다.' '한 시간 일찍 잔다.' '푸룬을 날마다 5개씩 먹는다.' 이 3가지를 지키면 염증과 변비를 예방할 수 있습니다.

그런데 업무를 10퍼센트 줄이자고 말씀드리면 "민폐 끼치는 것 같아서요", "뒤처지면 어떡해요" 하고 불안해합니다. 하지만 몸이 상하면서까지 일을 했다간 배보다 배꼽이 더 커집니다. 오래도록 일하면서 높은 성취를 거두고 싶다면 건강관리는 필수입니다. "건강에 전혀 신경 쓰지 않았는데도 몸 상태가 늘 좋아요!"라고 말하는 사람은 거의 없습니다. 자신의 몸에 귀 기울이면서 늘 최상의 상태가 유지되도록 바른 습관을 들여야겠죠.

한편 사사키 씨는 취미로 골프를 치다가 치질이 악화됐습니다. 사실 골프는 치질 증상이 있을 때는 삼가야 할 스포츠입니다. 공을 치는 순간 항문 괄약근이 수축되면서 찌릿하고 항문에 부담이 가중되기 때문에 골프를 마치고 난 뒤 엉덩이에 불이 나서 저에게 달려오는 골퍼가 상당히 많습니다.

골프 외에 야구나 테니스 역시 항문에 부담을 주는 스포츠이므로 각별히 유의하시기 바랍니다.

치질이 나으면서 군살까지 쏙 빠진 두 사람.

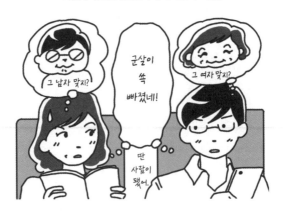

2장 치질은 스스로 고치는 것이 답이다

: 치질은 성인의 70퍼센트가 앓는 '국민병'

과연 주변에 치질 때문에 속앓이를 하는 사람이 얼마나 될까요? 1988년 일본의 한 제약회사가 실시한 조사에 따르면, 성인 남녀의 36퍼센트가 '가벼운 치질 증세가 있다'고 답했습니다. 세 명 중 한 명이 치질에 걸린다는 의미입니다.

하지만 이 답변은 어디까지나 자각 증세가 나타난 분들의 통계일 뿐입니다. 치질에 걸렸는데도 미처 모르는 환자도 있으니까요. 독일의 어느 해부학자가 성인의 시신을 조사한 결과 70퍼센트가 치질을 앓았다는 사실이 밝혀졌습니다. 또 1982년 미국의 한 병원에서 외래환자를 대상으로 조사한 결과 무려 86퍼센트나 치질 증세가 있다는 점이 확인됐습니다. 자각 증세가 없더라도 열 명 중 일곱 명은 항문에 치핵이 있다는 말입니다. 즉, 치질은 충치에 버금갈 정도로 많은 사람이 걸리는 '국민병'입니다.

하지만 치질 증세가 나타나자마자 병원에 오는 분은 거의 없습니다. 저희 히라타 항문외과의원에서 환자 천 명을 대상으로 실시한 설문 조사에 따르면, 치질 증세를 자각한 지 평균 7년 만에 병원에 올 만큼 발병에서 병원 방문까지 오랜 시간이 걸립니다.

도저히 참을 수 없을 만큼 증세가 악화되고 나서야 병원에 허겁지겁 달려오는 환자가 대부분입니다. "창피해서 의사한테 못 가겠어요", "치질 때문에 죽는 것도 아니고 병원 가기도 귀찮아요", "병원 가면 바로 수술하자고 할까 봐 겁나요", "치질 수술은 죽다 깨어날 만큼 아프다면서요?", "치질 수술하려면 몇 주나 걸린다던데요?", "치질은 수술해봤자 재발하니까 소용없어요"와 같은 이유로 병원 얘기만 꺼내도 뒷걸음질칩니다.

이처럼 치질에 걸렸는데도 미처 자각하지 못하거나 치료를 미루면서 병을 방치하는 '숨은 환자'가 셀 수 없이 많습니다.

: 수술해야 낫는다는 말은 새빨간 거짓말!

"치질 때문에 병원 가면 바로 수술하자고 한다면서요?"

이렇게 생각하는 분이 많습니다. "치질 때문에 아파서 병원 갔는데, 진료 첫날 바로 수술해버리더라고요." "얼떨결에 수술했다가 아파서 혼났어요." 실제로 이와 같은 사례가 드물지 않습니다. 이렇게 치질 수술을 많이 하는 나라는 일본밖에 없을 것 같습니다. 오늘날 치질은 '수술 없이 치료하는 것'이 세계적인 진료 지침입니다.

사실 치질은 치핵, 치루, 치열 등 항문에 생기는 모든 질환을 두루 일컫는 말입니다. 보통 치질이라고 하면 '치핵'을 뜻할 때가 많습니다. 치핵이란 평상시 대변이나 가스가 새지 않도록 막아주고 배변 시 충격을 덜어주는 쿠션 조직이 항문 밖으로 빠져나온 상태를 말합니다. 서구 선진국의 치핵 수술률을 살펴보면 독일이 7퍼센트, 영국이 5퍼센트, 미국이 4퍼센트입니다. 치질 때문에 병원에 가도 환자의 90퍼센트는 수술을 받지 않는다는 의미입니다. 치핵은 국제적으로 통용되는 명확한 기준에 따라 증상별로 수술 여부를 판단할 수 있는 질환입니다. 그 기준에 따르면 치핵 환자는 대부분 수술을 받을 필요가 없습니다.

정확한 자료는 없지만 일본의 수술률은 대략 40퍼센트 정도로 추정됩니다. 서구 선진국의 환자는 '치질인가' 싶으면 대체로 진료를 미루지 않고 바로 병원에 오니까 증상이 악화되어 수술이 불가피한 사례가 많지 않습니다. 하지만 이러한 점을 감안하더라도 일본은 수술률이 너무 높지 않나 싶습니다.

갈수록 서구화하는 식습관의 영향도 있겠지만 과잉 수술 논란이 일고 있는 것도 사실입니다. 참고로 저희 병원의 치핵 환자 수술률은 약 12퍼센트입니다. 서구 선진국보다는 다소 높지만, 레이저 치료까지 포함한 수치이므로 실제로는 서구 선진국과 비슷한 수준입니다. 레이저 치료를 수술에 포함하느냐 마느냐에 따라 수치가 달라지니까요.

안타깝게도 수술이 꼭 필요한 환자에게만 수술을 했는지 의문이

국가별 치핵 수술률

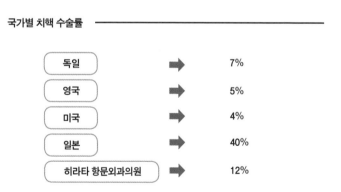

독일	➡	7%
영국	➡	5%
미국	➡	4%
일본	➡	40%
히라타 항문외과의원	➡	12%

참고 문헌: 《대장항문병학 진단 및 외래 처치》, 《직장항문병학》

듭니다. 심지어 의사에게 수술 할당량이 부과되어 의사 한 명이 하루에 무려 환자 열 명을 수술한 사례도 있다고 들었습니다. 현행 의료 제도에서는 수술을 하지 않고서는 병원 운영이 불가능하기 때문이라고 합니다.

저희 병원에는 타 병원에서 "수술해야 합니다"라는 말을 듣고 새파랗게 질려서 달려오는 환자가 적지 않습니다. 이를테면 오키나와에서 비행기를 타고 오신 중년 부인이 그런 경우였습니다. 이 환자분은 오키나와의 병원에서 진료를 받았는데 "바로 수술해야겠네요"라는 말을 듣고 어딘가 '미심쩍은' 기분이 들어 같은 병원에 찾아온 환자들에게 일일이 질문을 해봤다고 합니다. 그러자 "당장 수술해야 한대요" 아니면 "이미 수술했어요"라는 답변밖에 들을 수 없었답니다. '환자마다 상태가 다를 텐데 어떻게 답변이 하나같이 같을까? 이 병원은 신뢰하지 못하겠으니 다른 병원으로 가야겠다' 하고 결단을 내린 후 비행기를 타고 저희 히라타 항문외과의원에 오신 겁니다. 참 현명한 분이라는 생각이 들더군요. 진료해보니 이 환자분은 내치핵이 있긴 했지만 수술 없이 치료할 수 있는 단계였습니다.

물론 치질 수술이 필요할 때도 있습니다. 하지만 치질이라는 질환은 당장 수술하지 않으면 안 될 만큼 위급한 경우는 거의 없습니다. 다만 드물긴 해도 항문 주변에 농양이 생겨서 고름이 나올 때는 수술해야 합니다. 이때도 잘라내는 수술이 아니라 고름을 빼내기 위한 '절개' 처치를 한답니다.

즉, 항문 안쪽에 고름이 차면 항문 주위의 피부와 항문 안쪽의 점막 사이로 작은 구멍이 생겨서 분비물이 흘러내리는데 이러한 증상을 '치루'라고 합니다. 치루는 100퍼센트 수술해야 하지만 이때도 신중하게 진단해야 합니다. 그 자리에서 당장 수술하는 경우는 좀처럼 없습니다.

혹시 '치질은 수술하지 않으면 못 고친다'는 말이 사실인 줄 알았다면 하루빨리 고정관념에서 벗어나시기 바랍니다. 이제는 '치질을 수술 없이 고치는 시대'입니다.

：제대로 된 항문외과 의사라면, 수술 여부는 3개월 후에!

치질은 수술 없이 고치는 것이 세계적인 흐름이라고 말씀드렸지만, 수술을 해야 할 때도 당연히 있습니다. 그렇다면 수술 여부는 어떻게 판단해야 할까요? 그 기준은 '3개월'입니다. 수술을 하더라도 먼저 3개월간 생활습관을 고치고 투약 경과를 살펴본 다음 결정해야 합니다. 이것이 통상적인 진단 절차입니다. 왜 3개월일까요? 그 근거는 다음과 같습니다.

항문 점막은 신진대사에 따라 2개월 주기로 재생됩니다. 따라서 생활습관을 바로잡고 약을 제대로 쓰면, 2개월 뒤 상처 난 점막이 회복되면서 염증이 가라앉고 부기도 빠집니다. 즉, 회복 기간 2개월에 여유 기간 1개월을 더해 3개월이라는 시간을 두고 경과를 살펴보는 것입니다.

치질 중 가장 빈도가 높은 치핵이 항문 안에 생기면 내치핵, 항문 밖에 생기면 외치핵이라고 합니다. 특히 내치핵은 일정 기간 경과 후 부기가 빠져 돌출된 덩어리가 줄어든 상태에서 수술 여부를 판단해야 합니다. 이는 세계 항문외과 전문의들의 공통된 의견입니다.

그러니 '병원 간 첫날 그 자리에서 수술을 해버렸다'는 말이 소문이 아니라 사실이라면 안타깝게도 과잉 진료의 희생양이 된 셈입니다. 환자는 치질 부위가 부어오르고 아파서 병원에 갔을 텐데, 그 상태에서 의사가 바로 수술을 해버렸다면 마취약도 잘 듣지 않기 때문에 수술 시 통증이 심할 수밖에 없습니다.

앞서 말씀드렸듯이 치질은 당장 수술할 만큼 위급한 경우는 거의 없으니, 일단 생활습관을 고치고 약을 써서 염증을 가라앉힌 다음 경과를 살펴봐야 합니다. 이처럼 되도록 수술하지 않고 표준 지침대로 치료하는 의사가 제대로 된 항문외과 의사라고 할 수 있겠죠.

3개월 후에도 여전히 증상이 개선되지 않으면 그때는 수술을 고려해봐야 합니다. 하지만 수술을 하더라도 부기가 빠진 상태에서 수술하면 절제 부위가 줄어들기 때문에 환자도 한결 부담을 덜 수 있겠죠. 일정 기간 경과를 살펴보기는커녕 '즉시 수술'을 권하는 병원은 부디 조심하시기 바랍니다.

: 치질 치료의 기본 원칙은 수술에 의존하지 않는 것

우리 인간에게는 스스로 병을 고치는 능력, 즉 자가 치유력이 있습니다. 이 능력은 생각보다 강합니다. '플라시보 효과'라는 말을 들어보셨나요? 약효가 전혀 없는 가짜 약을 의사가 환자에게 주면서 '효과가 뛰어난 약'이라고 하면 그 말을 믿은 환자의 병세가 실제로 호전되는 현상을 말합니다. '의사가 준 약을 먹었으니 곧 나을 거야'라는 믿음 덕분에 병이 나은 것이죠.

이처럼 병을 고칠 수 있다는 믿음을 가지고 자가 치유력을 최대치로 끌어올리는 것이 치질 치료에서는 가장 중요합니다. 실제로도 자가 치유력을 끌어올려서 치질 증세가 깜짝 놀랄 만큼 좋아진 환자를 저는 가까이서 수없이 봐왔습니다.

원래 치질은 원인이 딱 한 가지인 병이 아닙니다. 고혈압이나 당뇨병과 마찬가지로 잘못된 식습관, 운동 부족, 스트레스, 음주 등 여러 요인이 복합적으로 작용하여 일어나는 '생활습관병'입니다.

물론 수술이 필요할 때도 있습니다. 저희 병원의 내치핵 수술률이 12퍼센트라고 말씀드렸는데요. 이외에 만성 치열로 인한 항문협착의 수술률은 10.5퍼센트입니다. 반면 외치핵 수술률은 1.2퍼센트에 불과합니다. 단, 치루는 100퍼센트 수술입니다. 기타 항문 질환은 수술이 필요한 경우가 거의 없습니다. 설령 수술로 치질이 나아도 생활습관을 바꾸지 않으면 또 다른 위치에 치질이 발생합니다.

저는 기본적으로 장의 내용물을 배출하기 위한 하제는 처방하지 않습니다. 약의 힘을 빌리면 배변은 쉬워지겠지만, 자력으로 배변했다고 볼 수는 없기 때문입니다. 수술에 의존하거나 약에 기대지 않고 스스로 고친다! 이것이 치질 치료의 대원칙입니다.

: 생활습관을 고치면 치질은 몰라보게 좋아진다

대변은 음식물을 소화한 뒤 항문으로 내보내는 찌꺼기인 만큼 각종 세균이 많은 데다 강알칼리성을 띠고 있어 피부 자극 또한 큽니다. 결코 깨끗하다고 할 수 없는 이 대변이 날마다 항문을 통과하는데도 뒤탈이 나지 않는 이유는 항문 점막의 림프구가 우리 몸을 방어하는 역할을 하기 때문입니다. 즉, 국소면역 기능이 활발히 작용하여 외부의 자극으로부터 신체를 보호하는 것이죠.

가령 바이러스나 세균 등이 신체를 공격해도 림프구가 철통 방어를 펼친다면 염증이 일어나지 않기 때문에 치질에 걸리지 않습니다.

하지만 적수가 맹공격을 퍼붓는 바람에 방어력이 무너져버리면 항문 점막에 염증이 생기고 맙니다.

이처럼 적수의 공격력을 높이는 요소로는 변비, 설사, 음주, 여성의 생리가 있습니다. 한편 림프구의 방어력을 낮추는 요소로는 육체 피로, 스트레스, 냉기, 오래 앉는 습관이 있습니다.

이 8가지 요인이 치질을 악화시키는 주범입니다. 특히 어떤 요인이 가장 큰 영향을 미쳤는지는 환자마다 다릅니다. 따라서 환자 스스로 자신의 생활습관을 되돌아보면서 치질을 일으킨 요인을 관리한다면 다른 보조 수단 없이도 염증이 빠르게 가라앉습니다.

1988년 1월부터 2000년 3월까지 히라타 항문외과의원에서 내치핵으로 진단받은 초진 환자 386명(여성 262명, 남성 124명)에게 다음 6가지 항목대로 셀프케어를 실시한 적이 있습니다.

○ 식이섬유가 풍부한 식사와 운동량 증가를 통한 '배변 습관 개선'

○ 수면시간 확보를 통한 '육체 피로 감소'

○ 정신적인 안정을 통한 '스트레스 감소'

○ 알코올 제한에 따른 '음주량 감소'

○ 여름철 냉방기기 사용 대책과 입욕을 통한 '냉기 방지'

○ 생리 주기를 고려한 '일정 관리'

이 항목대로 1년 이상 셀프케어를 실시하고, 1~2개월에 1회 외래 진료를 하면서 증상을 관찰했습니다. 그 결과 배변 시 탈항 정도와 출혈 빈도가 확연히 개선된 사실이 밝혀졌습니다. 배변 습관만 고쳤을 뿐인데 31퍼센트의 환자가 탈항 개선을 경험했고, 65퍼센트의 환자가 출혈이 줄어들었죠. 이처럼 배변 활동이 원활해지도록 식습관과 운동량을 조절하면 치질 증상이 눈에 띄게 나아집니다.

'음주량 감소' 항목을 살펴보면 38퍼센트의 환자가 탈항 개선을, 78퍼센트의 환자가 출혈 감소를 경험했습니다. 술만 끊었을 뿐인데 무려 80퍼센트에 가까운 환자에게서 출혈이 멈춘 것입니다.

이 자료에서 알 수 있듯이 생활습관을 고치면 치질은 몰라보게 좋아집니다. 다시 말해, 수술 없이 치질을 고치는 가장 빠른 길은 생활습관을 고치는 것입니다.

채소 위주의 식생활로 바꾸고, 야식이 불가피할 때는 기름진 음식은 삼가야 합니다. 음주 또한 줄여야겠죠. 그리고 날마다 걷기 운동을 하시기 바랍니다. 볼일을 볼 때는 배에 과도하게 힘을 주지 않고 5분 이내로 마칩니다.

이러한 바른 생활습관이야말로 수술 없이, 재발 없이 치질을 고치는 가장 뛰어난 치료법입니다.

셀프케어로 내치핵 증상이 확연히 개선!

셀프케어를 '제대로 실천한 환자 그룹'과 '어느 정도 실천한 환자 그룹'의 증상 변화

■ 다소 개선　■ 변화 없음　■ 다소 악화

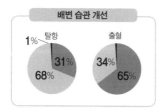

배변 습관 개선

탈항　출혈
1% 31%　34% 65%
68%

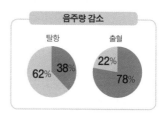

음주량 감소

탈항　출혈
38%　22%
62%　78%

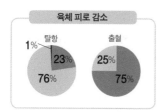

육체 피로 감소

탈항　출혈
1% 23%　25%
76%　75%

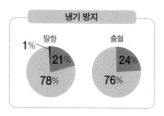

냉기 방지

탈항　출혈
1% 21%　24%
78%　76%

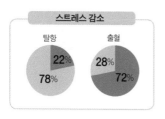

스트레스 감소

탈항　출혈
22%　28%
78%　72%

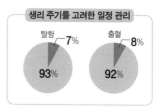

생리 주기를 고려한 일정 관리

탈항　출혈
7%　8%
93%　92%

：생활습관을 고치면 다른 질환도 개선된다

1장에서도 말했듯이 치질 때문에 생활습관을 고치기 시작했는데 치질 외에 다른 질환도 개선되거나 비만에서 벗어나 점점 날씬해지는 분이 적지 않습니다.

변비로 고생하던 환자분은 식이섬유를 하루에 20그램을 섭취하는 채소 위주의 식단으로 바꾸자 변비는 물론 당뇨병까지 나았습니다. 식이섬유가 풍부한 음식을 꾸준히 먹었더니 콜레스테롤의 수치가 떨어진 경우도 자주 봅니다. 식이섬유는 대장에서 여분의 지방과 콜레스테롤을 흡착하여 몸 밖으로 배출하는 역할을 하기 때문입니다. 통풍, 안구건조증, 요통이 개선된 사례도 있습니다.

'일병식재一病息災'라는 말이 있죠. 무병인 사람보다 한 가지 병을 앓는 사람이 그 병을 다스리려고 절제된 생활을 하면서 오히려 더 건강하고 오래 산다는 의미입니다. 치질이 바로 그런 병입니다. 우리의 몸이 항문에 SOS 신호를 보내는 셈입니다. 무엇보다 치질은 생명을 위협하는 병이 아닙니다.

치질은 과음, 폭음, 폭식, 운동 부족 등 나쁜 습관 때문에 생긴 생활습관병이라고 여러 차례 말씀드렸죠. 무절제한 생활습관은 당연히 혈관이나 내장 전반에도 악영향을 끼칩니다.

마침 치질 증상이 가장 먼저 겉으로 드러났을 뿐 검사를 해보면 혈관 건강도 형편없을 뿐만 아니라 혈당, 콜레스테롤, 중성지방의 수치 또한 기준치를 초과한 경우가 대부분입니다. 걸어 다니는 종합병원이라고 해도 과언이 아닐 만큼 갖가지 생활습관병을 동시에 앓고 있는 환자가 많습니다. 그러니 치질을 계기로 식생활을 바꾸고 운동을 꾸준히 하는 등 생활습관을 바꾸면 건강검진의 수치 또한 점점 좋아질 것입니다.

⦙ 수술 없이! 재발 없이! 후유증 없이!

저희 병원에서 내치핵으로 진단받은 환자의 90퍼센트 정도는 수술을 하지 않습니다. 생활습관 개선과 투약만으로 치료합니다. 설령 어쩔 수 없이 수술했더라도 지난 20년간 재수술을 한 경우는 한 건도 없습니다. 당연히 재발한 경우도 없습니다. 단, 치질은 생활습관병이므로 수술한 부위에 치질이 재발하지는 않더라도 생활습관을 고치지 않으면 다른 부위에서 치질이 발생하기도 합니다.

그리고 저는 외치핵 환자는 수술하지 않고 치료하는 것을 원칙으로 합니다. 과거 10년 동안의 기록을 살펴보면 외치핵 환자를 수술한 경우는 한 건도 없습니다. 항문 바깥쪽에 치핵이 생기면 외관상 보기 좋지 않아 신경 쓰는 사람이 많지만, 염증만 일어나지 않으면 그대로 두어도 문제가 없습니다. 단지 외관상의 이유로 해당 부위를 절제한다면 저로서는 치질 치료라고 보기 어렵다는 입장입니다.

저는 되도록 항문에 메스를 들이대지 않습니다. 항문 괄약근은 한 번 잘라내면 재생이 불가능하기 때문입니다. 젊을 때는 일상생활에 지장이 없더라도 20년 후 어떻게 될지는 결코 알 수 없습니다. 나이가 들면 항문을 조이는 괄약근 역시 약해지므로 자신도 모르는 사이에 변이 새는 변실금에 걸릴지도 모릅니다.

환자분의 20년 후를 어떻게 책임지겠습니까? 지금까지 수술 후유증 때문에 고통스러워하는 환자를 수도 없이 만났습니다. 수술이 잘못되어 항문협착이 발생한 환자, 괄약근을 두 군데나 잘라내서 젊은 나이에 변실금에 걸린 환자 등 피해 사례가 많습니다.

그런 만큼 저는 항문외과 전문의로서 위험 부담이 따르는 수술은 되도록 줄이고 자가 치유력을 끌어올리는 치료에 중점을 두고 있습니다. 동시에 꼭 수술을 해야 할 때는 후유증이 남지 않도록 각별히 주의를 기울이고 있습니다.

: 스스로 치질을 고치기 위한 3가지 원칙

자가 치유력으로 치질을 고치려면 다음과 같은 3가지 원칙을 지켜야 합니다.

원칙 1 정확한 진단

스스로 치질을 치료하기로 결정했다고 해도 의사가 아닌 이상 자신의 상태를 스스로 진단할 수는 없습니다. "치질인 줄 알았는데 직장암이었어요"라고 말하는 분이 의외로 많습니다. 그러니 먼저 항문외과 전문의에게 정확한 진단을 받는 것이 무엇보다 중요합니다. 무슨 병이고 증상이 어느 단계에 접어들었는지 파악한 후 어떻게 치료할지 상의해야겠죠. 즉, 셀프케어가 가능한 단계인지 확인한 후에 셀프케어가 가능하다면 생활습관을 어떻게 고쳐야 할지 지도를 받아야 합니다.

원칙 2 전문의의 지도

만약 테니스를 배우고 싶다면 어떻게 하시겠어요? 그냥 혼자서 연습하겠다는 분은 안 계시겠죠. 다 아는 사실이지만 학원 코치나 테니스를 잘하는 지인에게 배우는 것이 가장 좋은 방법이니까요.

치질을 고치기 위해 생활습관을 바꾸려고 할 때도 마찬가지입니다. 환자마다 증상이 다르니 각자에게 맞는 계획을 세워서 적절한 방법을 알려줄 의사를 먼저 만나야 합니다. 항문외과 전문의가 코치가 되는 셈이죠. 식습관과 배변 습관 등을 구체적으로 어떻게 바꾸면 좋을지, 증상을 어떻게 개선할지 의사가 지도해줄 테니 정기적으로 병원에서 상태를 체크하시기 바랍니다. 자가 치유력을 발휘하려면 의사라는 지원군이 꼭 필요하다는 사실을 잊지 말아야겠죠.

원칙 3 꾸준한 노력

애써 생활습관을 바꿨지만 작심삼일로 끝나버린 적은 없나요? 무절제한 생활을 하다가 갑자기 규칙적인 생활을 하려면 누구나 부담스럽기 마련입니다. 그러니 좋은 습관이 몸에 밸 때까지 꾸준히 실천하려면 일상의 작은 습관부터 고쳐나가는 것이 바람직합니다. 또 혼자서는 며칠 못 가 게을러지기 쉬우니 코치의 도움을 받는 편이 좋겠죠. 정기적으로 점검을 받아야 한다면 "이크, 이러면 안 되지. 정신 차리자" 하고 마음을 다잡게 됩니다. 바로 이런 점 때문에 의사라는 지원군이 필요한 것이겠죠.

: 그럼에도 수술을 해야 한다면 이것만은 알아두자

지금까지 여러 차례 말씀드렸듯이 불필요한 수술을 받고 증상이 악화된 사례가 결코 드물지 않습니다. 하지만 비율이 낮긴 해도 수술이 꼭 필요한 경우가 있는 것도 사실입니다. 의사에게서 "수술해야겠네요"라는 말을 들었을 때 어떻게 대처하면 좋을까요?

당황하지 말고 "치질 중에서도 병명이 정확히 무엇인가요?", "왜 수술이 필요한가요?"라고 질문해보시기 바랍니다. 수술이 불가피한 상황이라면 의사가 "내치핵 3단계이기 때문입니다"라든가 "치루가 분명하기 때문입니다"와 같이 명확히 설명해줄 테니까요.

설명을 귀로만 듣지 말고 메모를 해두거나 진단서를 떼어서 증거자료로 남겨두시기 바랍니다. 진단서 발급은 유료이므로 해당 의료기관에 비용을 지불해야 합니다. 설령 수수료를 내더라도 미래의 항문 건강을 고려한다면 결코 헛돈이라고 볼 수 없겠죠. 이처럼 서면 자료를 남겨두면 의사도 자신의 말에 책임을 져야 하므로 한결 신중해집니다. 수술이 필요 없는 단계의 증상이었는데 의사가 수술을 감행했다면 환자에게 소송을 당할 수도 있습니다. 그리고 다른 항문외과에서도 진단을 받아보면 더 안전하겠죠.

마지막으로 한 가지를 말씀드리고 싶습니다. "수술은 어떤 선생님이 하시나요?"라고 꼭 물어보시기 바랍니다. 병원에 따라서는 진단한 의사와 수술한 의사가 다를 때도 있다고 합니다. 그런데 수술이 필요하다고 진단을 내린 의사와 실제로 수술한 의사가 다르다면 혹시라도 문제가 발생했을 때 둘 중 누가 책임을 져야 할까요? 조금이라도 미심쩍은 부분이 있을 때는 주저하지 말고 바로 질문해보시기 바랍니다. 질문에 얼마나 성실히 답변하는지를 보면 믿을 만한 의사인지 아닌지 가려질 테니까요.

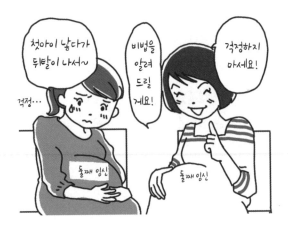

3장 치질의 유형별로 살펴보는 최신 치료법

: 항문의 구조와 기능

항문은 어떤 구조로 되어 있을까요? 치질을 이해하려면 우선 항문의 구조와 기능을 알아야겠죠. 인간의 소화기는 식도에서 위, 십이지장, 소장, 대장, 그리고 항문으로 이어집니다. 특히 대장은 맹장, 상행결장, 횡행결장, 하행결장, S상결장, 직장으로 나뉩니다. 이가운데 배변에 관여하는 부분은 S상결장부터 직장을 거쳐 항문에이르는 조직입니다. 항문은 길이가 약 3센티미터 되는 기관으로 정확히 말하면 '항문관'이라고 합니다.

항문 입구에서 항문 안쪽으로 1.5센티미터 들어간 지점에는 톱니처럼 생긴 '치상선齒狀線'이 있습니다. 가장자리가 뾰족톱니처럼 들쑥날쑥해서 붙은 이름이죠. 이 치상선은 항문 안팎을 가르는 기준선이기도 합니다. 임신 8~9주차에 이르면 태아의 '원시 직장'과 '원시 항문'이 맞붙으면서 항문 조직이 생겨납니다. 즉, 체내에서 체외로 나아가는 길목에 자리한 원시 직장과 항문 밖에서 항문 안으로 움푹 들어가는 길목에 자리한 원시 항문이 서로 만나는 자리가 치상선이므로 안과 밖을 가르는 기준이 된 것이죠.

치상선 위쪽은 대장과 마찬가지로 자율신경계의 지배를 받습니다. 자율신경은 무의식적으로 작용하므로 우리의 의사대로 조절할 수가 없습니다. 통증 또한 느끼지 못합니다. 한편 치상선 아래쪽은 피부와 마찬가지로 체신경의 지배를 받기 때문에 통증을 느낄 수 있습니다. 따라서 치질이 치상선 위쪽에 발생하면 통증을 느끼지 못하고, 치상선 아래쪽에 발생하면 피부에 상처가 났을 때처럼 통증을 느낍니다.

치상선 주변에는 '항문선와'라는 작은 구멍이 12개 정도 있습니다. 이 항문선와는 항문선이라는 가는 선조직에 연결되어 있습니다. 스컹크가 위험을 감지하면 방귀를 뀌어서 악취를 풍기는 것으로 착각하기 쉬운데, 사실은 항문선에서 분비된 액체를 발사하는

직장과 항문관의 구조

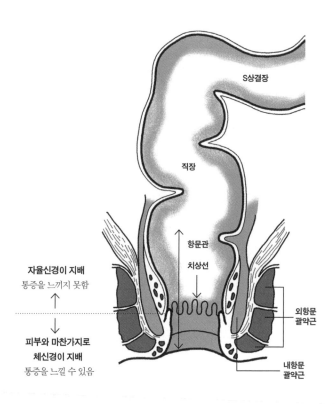

S상결장

직장

항문관

치상선

자율신경이 지배
통증을 느끼지 못함

↓

**피부와 마찬가지로
체신경이 지배**
통증을 느낄 수 있음

외항문
괄약근

내항문
괄약근

것입니다. 한때 항문선에서 이성을 유혹하는 냄새 물질이 분비되는 것 아니냐는 설이 나돌기도 했답니다.

그리고 평소 항문에 힘을 주고 있지 않아도 대변이 새어 나오지 않는 이유는 항문 주변을 괄약근이 감싸고 있기 때문입니다. 즉, '내항문 괄약근'과 '외항문 괄약근', 이 2가지 근육이 항문을 지지하고 닫는 역할을 합니다.

항문 안쪽에 있는 내항문 괄약근은 불수의근입니다. 즉, 사람의 의지로 조절할 수 없는 근육입니다. 심장이나 위처럼 자율신경계의 지배를 받으므로 알아서 움직입니다. 자는 동안에도 대변이 새지 않는 이유 역시 내항문 괄약근이 무의식적으로 작용하기 때문입니다. 반면 항문 바깥쪽에 있는 외항문 괄약근은 수의근입니다. 즉, 우리의 의지에 따라 조절할 수가 있습니다. 변의가 느껴지더라도 상황에 따라 꾹 참을 수 있는 이유는 바로 외항문 괄약근 덕분이죠.

이처럼 항문은 단순히 노폐물을 밖으로 내보내는 구멍 정도로 여기기 쉽지만, 사실은 섬세하고 복잡한 구조를 갖춘 장기입니다.

: 왜 치질에 걸릴까

치질은 흔히 인간만 걸리는 병이라고 합니다. 네 발로 걷는 동물은 심장과 항문의 위치가 비슷하기 때문에 큰 압력을 가하지 않아도 자연스럽게 항문의 혈액이 심장으로 돌아옵니다. 이에 비해 인간은 심장이 항문보다 높이 있으므로 항문에서 심장으로 혈액을 되돌리려면 큰 압력이 필요합니다. 게다가 상체의 무게도 항문에 쏠리기 때문에 인간은 신체 구조상 항문에 울혈이 생기기 쉽습니다.

또 항문은 볼일을 볼 때는 열리지만 평소에는 닫혀 있죠. 이렇게 항문을 열고 닫으려면 항문 주변의 괄약근과 항문 점막만으로는 역부족입니다. 1밀리미터 정도 틈이 생기거든요. 이 틈을 항문 쿠션이 메워줍니다. 항문 쿠션은 근섬유, 동맥, 정맥이 그물망처럼 얽힌 조직으로, 부드럽고 탄력이 있어서 대변이나 가스가 새는 것을 막고 배변 시 충격을 완화해줍니다.

그런데 30세 이후부터는 항문 쿠션을 구성하는 결합조직이 노화하기 시작합니다. 아무래도 기능이 떨어지게 되는데 이 상태에서 외부 자극이 더해지면 쿠션이 늘어지면서 치핵이 발생하여 항문 밖으로 빠져나오게 됩니다.

이를테면 변비에 걸려서 볼일을 볼 때 배에 무리하게 힘을 주면 쿠션에 큰 부담을 주게 되고, 이에 따라 쿠션에 울혈이 생겨서 자칫 잘못하면 결합조직이 찢어집니다. 이런 이유로 변비에 걸리면 치질에도 잘 걸립니다.

변비 외에 설사나 스트레스나 음주도 항문에 염증을 일으킵니다. 또 냉기나 운동 부족도 항문에 울혈을 일으키는 요인으로 꼽힙니다.

항문은 예민한 조직인 만큼 노화할수록 상처를 입거나 염증이 생기기 쉽습니다. 노화는 인간이라면 피할 수 없는 숙명이죠. 그러니 치질은 누구나 한 번쯤 걸리기 쉬운 병입니다.

염증의 원인1 육체 피로

눈에도 항문에도 점막이 있습니다. 이 두 기관의 점막 두께는 사실 같습니다.

눈의 점막은 아주 얇고 섬세합니다. 눈에 작은 먼지만 들어가도 눈물이 나고 행여 상처가 났을까 봐 호들갑을 떨죠. 하물며 강알칼리성을 띤 세균 덩어리가 눈에 들어간다면 염증이 생겨 부어오르는 데서 그치지 않고 실명할지도 모릅니다.

그러면 눈의 점막과 마찬가지로 얇디얇은 항문 점막은 날마다 대변이 통과하는데도 왜 멀쩡한 걸까요? 항문 점막은 국소면역 기능이 활발히 작용하는 부위이기 때문입니다. 세균이나 바이러스를 물리치는 '림프구'가 많이 분포되어 있어서 이들이 독성 물질을 부지런히 제거합니다.

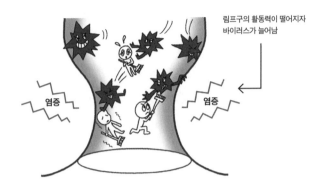

림프구의 활동력이 떨어지자
바이러스가 늘어남

염증   염증

스트레스를 받거나 육체 피로가 쌓이면 림프구의 수가 확 줄어듭니다. 그만큼 면역력이 떨어지고 바이러스나 세균이 늘면서 염증이 생기고 말죠. 하지만 항문관 위쪽, 즉 치상선 위쪽 점막은 통증에 둔감하므로 염증이 생겨도 방치하기 쉽습니다. 즉, 자신도 모르는 사이에 치질 증상이 악화되는 것이죠.

염증의 원인 2 변비

저희 병원에 오는 환자의 약 70퍼센트는 여성입니다. 남성보다 여성이 치질에 잘 걸리는 이유는 변비 때문입니다. 설사 때문에 고민하는 분은 남성이 많은 반면, 변비 때문에 고생하는 분은 여성이 많습니다. 그 이유는 3가지입니다.

첫째, 다이어트 때문입니다. 식사량을 줄이면 그만큼 대변의 부피도 줄어들고 볼일을 보는 횟수 역시 줄어드니 자칫 잘못하면 변비에 걸립니다.

둘째, 여성 특유의 호르몬 작용 때문입니다. 생리 전에 분비되는 황체호르몬(프로게스테론)은 대장의 연동운동을 방해하여 자칫 변비를 일으키기 쉽습니다.

셋째, 변의를 무시하는 습관 때문입니다. 여성분들은 외출 중 화장실에 가고 싶다는 신호가 와도 창피하다는 이유로 참고 넘어가버리는 경향이 있습니다. 이렇게 변의를 계속 무시하면 나중에는 변의 자체를 느낄 수 없게 됩니다.

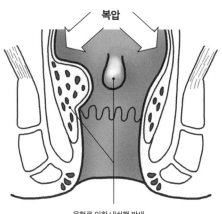

울혈로 인한 내치핵 발생

직장과 항문 부근에 세균과 노폐물이 가득한 대변을 장시간 대량으로 두면 국소면역 기능이 떨어져서 독성 물질을 제대로 차단할 수 없게 되므로 염증이 발생합니다.

게다가 변비에 걸리면 볼일을 볼 때 있는 힘껏 배에 힘을 주게 되므로 항문에 과도한 부담을 줄 수밖에 없습니다. 또 딱딱한 변이 항문을 통과하면서 점막에 상처를 입힙니다. 그 상처 난 부위에 대변 속 세균이 침투하여 염증이 점점 심해집니다.

이처럼 변비는 이중 삼중으로 항문 건강을 위협합니다. 치질을 일으키는 가장 큰 적이 바로 변비랍니다.

염증의 원인 3 설사

진료실에서 상담해보니 설사 때문에 고민하는 남성분이 의외로 많더군요. 하루에 서너 번씩 화장실로 달려간다는 분들이 드물지 않습니다.

사실 변비뿐만 아니라 설사도 항문에 염증을 일으키므로 치질의 원인으로 꼽습니다. 수분이 많은 수양성 변은 항문 점막에 염증을 잘 일으킵니다. 즉, 대변에 수분이 많다 보니 세균이 점막으로 스며들어 점막 자체가 손상될 우려가 높습니다. 설사를 자주 하면 그만큼 위험하다는 의미입니다.

설사할 때는 항문에서 물변이 세차게 쏟아져 나오니까 항문 점막에 상처를 입히기도 합니다. 물난리가 나면 흙탕물이 솟구치면서 둔치가 깎여나가는 것과 마찬가지입니다.

또 물변이 확 쏟아지다 보니 자칫 잘못하면 몸에 해로운 이물질이 항문선와에서 항문선으로 흘러 들어가버립니다. 건강 상태가 좋을 때는 국소면역이 세균을 박멸하므로 뒤탈이 생기지 않지만, 스트레스를 받거나 피로가 누적되어 면역력이 떨어졌을 때는 항문선에 염증이 일어나 화농이 생깁니다. 이 화농이 악화되면 치루가 됩니다. 이런 이유로 치루 환자는 여성보다 남성이 많습니다.

설사가 잦다면 먼저 배변 습관부터 바로잡는 것이 치질을 예방하

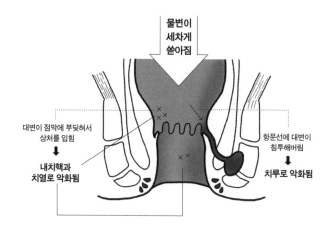

물변이
세차게
쏟아짐

대변이 점막에 부딪혀서
상처를 입힘
**내치핵과
치열로 악화됨**

항문선에 대변이
침투해버림
치루로 악화됨

는 첫걸음입니다. 치루는 암으로 악화될 우려가 있기 때문에 100퍼센트 수술해야 합니다. 즉, 치루는 치질 중에서도 가장 심각한 상태라고 할 수 있습니다. 그러니 설사를 자주 한다면 즉시 개선책을 찾아야겠죠.

염증의 원인 4 냉기

겨울 추위야 으레 그러려니 하겠지만, 에어컨의 보급으로 여름에도 냉기에 시달리는 분이 늘고 있습니다. 냉기 역시 항문에 염증을 일으키는 원인으로 꼽힙니다. 몸이 차면 항문 주변의 혈관이 수축되어 혈액순환이 잘 되지 않습니다. 이로 인해 피가 뭉치고 부어오르는 울혈이 생겨 염증이 생기기 쉽습니다.

컴퓨터 기기가 여러 대 설치되어 있는 사무실이나 연구실, 마트의 해산물 코너 등은 실내 온도가 낮게 설정되어 있습니다. 이러한 직장 환경에서 일하는 분들은 장시간 냉기에 노출된 탓에 치질에 잘 걸립니다.

실내에서 주로 근무하는 직장인도 마찬가지입니다. 여름철에는 냉방병에 걸리기 쉬운 데다 하루 종일 앉아서 컴퓨터만 보고 있죠. 그러니 냉기와 운동 부족으로 인해 울혈이 생길 위험이 매우 높습니다.

염증의 원인 5 음주

술을 마시면 몸이 따뜻해진다고 생각하는 분이 많은데, 이것은 큰 착각입니다. 알코올은 말초혈관을 확장하는 작용을 하므로 혈류 개선에 도움을 줍니다. 술을 마시면 얼굴이 빨개지는 이유는 혈액이 말초혈관까지 빠르게 운반되어 피부 표면의 온도가 올라가기 때문입니다.

하지만 인간의 혈액량은 한정되어 있으므로 피부 표면에 혈액이 집중되는 만큼 체내에 흐르는 혈액은 부족해집니다. 즉, 내장의 혈류는 감소하므로 항문 부근에 울혈이 생기기 쉬운 상태가 됩니다. 또 알코올 자체가 염증을 일으키는 물질이기도 하므로 과음 후 복통과 설사 증세가 나타나면 엎친 데 덮친 격으로 울혈에 염증까지 생기고 맙니다. 이처럼 지나친 음주는 항문 통증을 유발하고 악화시키므로 과음하지 않도록 각별히 유의해야겠죠.

염증의 원인 6 운동 부족

당뇨병, 고혈압, 동맥경화, 대사증후군은 생활습관병입니다. 그리고 생활습관병의 원인으로 손꼽히는 것이 바로 운동 부족입니다. 치질 역시 생활습관병이므로 치질 환자와 상담해보면 "저는 운동을 전혀 하지 않아요"라고 말하는 분이 무척 많습니다.

특히 하루 종일 앉아서 일하는 분들은 치질에 걸릴 확률이 매우 높습니다. 장시간 앉아만 있으면 하반신의 정맥혈이 심장으로 돌아오기 어려우므로 항문의 혈액순환이 악화되기 때문입니다.

즉, 오랫동안 앉아만 있으면 상체의 무게가 고스란히 항문에 쏠리기 때문에 울혈이 생겨 염증을 일으키므로 치질에 걸리기 십상입니다.

염증의 원인 7 생리, 임신, 출산

생리 중인 여성의 항문 점막은 대부분 염증이 일어난 상태입니다. 그 원인은 아직 확실히 밝혀지지 않았지만, 황체호르몬과 난포호르몬(에스트로겐)이라고 불리는 2가지 여성 호르몬이 생리 전부터 생리 중간 기간까지 급격히 감소하기 때문이라고 보는 견해가 지배적입니다.

임신과 출산을 겪으면서 치질에 걸리는 여성도 많습니다. 임신 중에는 자궁이 커져서 하대정맥을 압박하므로 항문이나 직장 부근의 세정맥에 울혈이 생겨 치질에 걸리기 쉽습니다.

또 분만 시에는 있는 힘껏 배에 힘을 주다가 탈항이 되는 경우도 있습니다. 출산 후에는 모유 수유로 인한 수분 부족으로 변이 딱딱해져서 배변 시 항문 점막에 쉽게 상처가 나기도 합니다. 이 상처가 악화되어 치질에 걸리기도 하죠.

치질의 3가지 종류—치핵, 치열, 치루

치질은 누구나 한 번쯤 들어본 병입니다. 하지만 의학적으로 치질은 정확한 병명이 아닙니다. 사실 치질은 항문에 생기는 모든 질환을 두루 일컫는 말입니다. 증상별로 치질을 구분하면 크게 3가지로 나뉩니다.

첫째, 치핵입니다. 치질이라고 하면 보통 치핵을 뜻할 때가 대부분입니다. 치질 환자의 약 60퍼센트를 차지할 만큼 남녀 불문하고 치핵을 앓는 분이 많습니다.

둘째, 치열입니다. 항문이 찢어졌다는 말을 들어보신 적 있을 겁니다. '열항'이라고도 하죠. 여성 치질 환자는 치핵 다음으로 치열을 앓는 분이 많습니다. 여성분들은 변비에 잘 걸리기 때문에 변이 딱딱해서 항문을 통과할 때 항문이 찢어져버리는 경우가 적지 않습니다.

셋째, 치루입니다. 치루는 처음 들어본 분도 계실지 모르겠네요. 치루는 항문선의 안쪽과 항문 바깥쪽 피부 사이에 구멍이 생겨 분비물이 누출되는 질환입니다. 남성 치질 환자는 치핵 다음으로 치루를 앓는 분이 많습니다. 비율로 따져보면 약 13퍼센트를 차지합

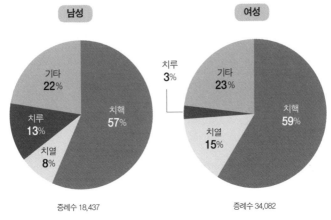

남성　　　　　　　　　　　　　　**여성**

기타 22%

치핵 57%

치루 13%

치열 8%

치루 3%

기타 23%

치핵 59%

치열 15%

증례수 18,437　　　　　　　　증례수 34,082

참고 자료: 히라타 항문외과의원 조사 결과(1990~2016년)

니다. 치루는 주로 만성적인 설사 때문에 발생하므로, 과민성 대장 증후군과 같이 스트레스성 설사 증세를 보이는 남성에게 많이 발병 되는 것으로 추정됩니다. 여성 치루 환자는 3퍼센트 정도로 소수에 그치지만, 최근에 증가하는 추세입니다. 일하는 여성이 늘어나면서 남성과 마찬가지로 업무 스트레스에 시달리는 분이 많아졌기 때문 이라고 봅니다.

지금부터 치핵, 치열, 치루를 하나씩 자세히 살펴보겠습니다.

치핵은 항문 주변에 생긴 동정맥류의 일종입니다. 항문 쿠션 조직에 울혈이나 출혈이 생기면 해당 부위가 덩어리지면서 항문 밖으로 점점 늘어지게 됩니다. 즉, 치핵의 치痔는 항문의 질병을, 핵核은 덩어리를 뜻합니다.

치핵에는 내치핵과 외치핵이 있습니다. 내치핵은 치상선 위쪽, 즉 항문 안쪽에 생긴 치핵을 말하고, 외치핵은 치상선 아래쪽, 즉 항문 바깥쪽에 생긴 치핵을 말합니다.

내치핵은 덩어리가 커지면 배변 시 항문 밖으로 튀어나오기도 합니다. 이렇게 항문 조직이 빠져나오는 상태를 탈항이라고 부릅니다. 증상이 가벼울 때는 배변 시에만 덩어리가 나왔다가 배변을 마치면

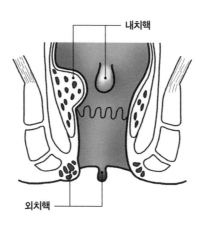

저절로 들어갑니다. 하지만 증상이 악화되면 덩어리가 점점 커지면서 손으로 밀어 넣어도 들어가지 않게 됩니다.

내치핵을 수십 년간 방치한 끝에 사과만 한 덩어리가 항문 밖으로 빠져나온 채 들어가지 않게 된 사례도 있습니다. 중증 질환이 되어버린 것이죠.

내치핵 환자는 탈항이 되거나 배변 시 출혈 증세가 나타난 후에야 비로소 치질에 걸렸다는 사실을 알게 되는 경우가 대부분입니다. 내치핵은 자율신경계의 지배를 받는 치상선 위쪽에서 발생하므로 통증을 느낄 수가 없기 때문입니다.

항문 쿠션 조직이 늘어지는 가장 큰 원인은 배변 시 과도한 힘을 주기 때문입니다. 배에 무리하게 힘을 주면 쿠션 조직이 탄력을 잃고 주변 조직과 함께 늘어져버립니다.

내치핵은 정도에 따라 1단계부터 4단계로 분류됩니다. 이것은 어디까지나 치핵의 진행 정도를 파악하기 위한 용도일 뿐 치핵의 크기와는 무관합니다.

외치핵은 항문 쿠션 조직의 혈류가 악화되어 치상선 아래쪽, 즉 항문 바깥쪽에 덩어리가 생긴 상태를 말합니다. 외치핵은 내치핵과 달리 대부분 통증을 호소합니다. 피부와 마찬가지로 체신경의 지배를 받는 부위이기 때문입니다.

내치핵의 정도에 따른 4단계

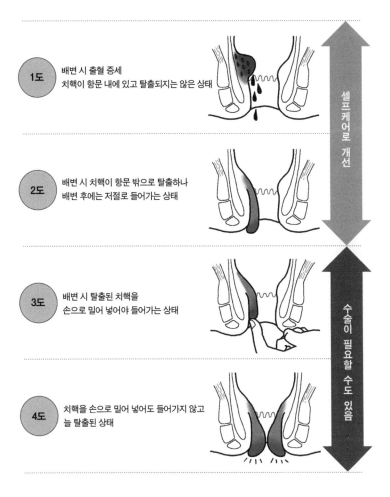

1도
배변 시 출혈 증세
치핵이 항문 내에 있고 탈출되지는 않은 상태

2도
배변 시 치핵이 항문 밖으로 탈출하나
배변 후에는 저절로 들어가는 상태

3도
배변 시 탈출된 치핵을
손으로 밀어 넣어야 들어가는 상태

4도
치핵을 손으로 밀어 넣어도 들어가지 않고
늘 탈출된 상태

셀프 케어로 개선

수술이 필요할 수도 있음

외치핵은 배변과 상관없이 출혈이나 통증이 발생하기도 합니다. 가령 무거운 물건을 들 때 무심코 배에 힘을 주다가 돌연 항문에 강한 통증이 느껴지는 식입니다.

: 치핵 치료를 위한 약 · 주사 · 최신 레이저 수술

앞서 말씀드렸듯이 내치핵은 수술하지 않고 치료하는 것이 세계적인 흐름입니다. 생활습관 개선과 투약이 치질 치료의 기본 방침이므로 수술은 불가피한 경우에 한해서 시행해야겠죠.

치질 치료에 쓰이는 약은 크게 3가지입니다. 첫째, 통증 완화와 지혈을 위해 항문에 삽입하는 '좌약'입니다. 둘째, 통증 완화와 지혈을 위해 항문에 '바르는 약'입니다. 셋째, 염증 억제와 혈액순환 촉진을 위해 먹는 '내복약'입니다.

스테로이드 호르몬이 포함된 약과 포함되지 않은 약이 있다는 사실에 유의해야 합니다. 저희 병원은 스테로이드제는 쓰지 않는 것을 원칙으로 합니다. 그 이유는 스테로이드제는 장기간 쓰면 피부위축증이나 진균증과 같은 부작용이 발생할 우려가 있기 때문입니다. 어쩔 수 없이 스테로이드제를 처방해야 할 때는 병세를 역전시키기 위한 구원투수 삼아 3일 또는 일주일만 쓰도록 기한을 철저히 제한합니다.

다만 치핵이 3도 이상으로 일상생활에 지장을 초래할 만큼 악화됐다면 수술을 하기도 합니다. 저는 '항문 괄약근을 보호하는 반폐쇄식 결찰 절제술'이라는 방법으로 수술합니다. 항문 괄약근은 전혀 건드리지 않고 내치핵만을 도려낸 다음 치핵 뿌리를 실로 견고하게 묶는 방법입니다. 절제 부위를 그대로 두면 개방술식이라고 하고, 완전히 꿰매서 봉하면 폐쇄술식이라고 하는데 각각의 장단점이 있습니다. 저는 개방술식과 폐쇄술식을 절충한 반폐쇄술식으로 시술합니다. 이 방법은 수술 후에도 항문 점막이 그대로 남아 있으므로 회복이 빠릅니다.

항문 괄약근은 대변이나 가스가 새지 않도록 막아주는 역할을 합니다. 따라서 항문 괄약근을 잘못 건드리면 대변이 새어 일상생활에 큰 불편을 초래합니다. 그러니 수술을 하더라도 후유증이 남지 않도록 위험 요소를 최소화해야 합니다. 제가 소개한 수술법은 항문 조직을 그대로 살리는 만큼 환자가 느끼는 통증이 덜하며 후유증도 거의 없습니다.

'ICG 병용 반도체 레이저 치료'라는 최신 레이저 시술도 합니다. 기존 수술법처럼 내치핵을 잘라내고 봉합하는 것이 아니라 내치핵에 레이저 광선을 쏘여서 치핵 부위만 태우는 방법입니다. 이 수술도 항문 괄약근을 전혀 건드리지 않기 때문에 통증이 적습니다.

ICG는 '인도시아닌 그린Indocyanine Green'의 약자로, 암녹색을 띠는 형광 색소를 뜻합니다. 이 ICG 색소는 반도체 레이저의 파장대인 805마이크로미터에만 반응하므로 튀어나온 치핵에 ICG를 주입한 후 반도체 레이저를 쏘이면 다른 부위의 손상 없이 치핵 부위만 태울 수 있습니다. 레이저가 파장에 따라 피부나 혈관에 흡수되는 에너지 정도가 다르다는 특성을 이용한 것이죠.

한편 외치핵은 염증을 일으키지 않는다면 굳이 수술하지 않아도 됩니다. 덩어리가 크고 통증이 심할 때는 절개해서 혈관 속에서 피가 굳어진 덩어리인 '혈전'을 빼내지만, 이런 경우는 비율로 따져보면 0.5퍼센트에 불과합니다.

한편 'ALTA 요법(지온 주사 치료법)'을 들어본 분도 계실지 모르겠습니다. 주사를 이용한 내치핵 치료법으로 황산알루미늄칼륨Aluminium Potassium Sulfate과 탄닌산Tannic Acid의 머리글자를 따서 이름 붙인 치료법입니다. 이 요법에 사용되는 주사용 배합제 '지온ZIONE'은 중국에서 치질 치료를 위해 오배자 나뭇잎(탄닌산 성분)과 명반Alum을 혼합하여 만든 '소치령'이란 물질을 일본에서 개량하여 상품화한 약품입니다. 이 요법은 4단계에 걸쳐 주사만 맞으면 되므로 매우 간편합니다. 하지만 일본 후생성에서 권장하는 1일 안전기준량을 무려 1,600배나 초과한 알루미늄을 치질 부위에 주입합니다. 일본과 중국

내치핵만 도려내고
항문 괄약근을 보호하는 반폐쇄식 결찰 절제술

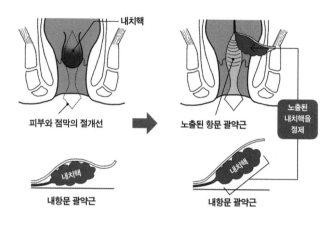

① 절개선을 따라 피부와 점막을
최소 절개한다.

② 괄약근은 건드리지 않고 돌출된
내치핵만 도려낸다.

ICG 병용 반도체 레이저 시술

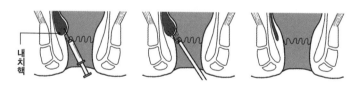

① 내치핵에 레이저를 흡수하는
ICG 색소를 주입한다.

② 반도체 레이저를
내치핵에 쏘인다.

③ 내치핵 부위만
태워서 없앤다.

에서는 널리 쓰이는 치료법이지만, 미국과 유럽에서는 허가받지 못한 치료법이기도 합니다.

중금속 알루미늄은 뇌를 손상시킨다고 알려져 있습니다. 저희 병원에서는 환자의 20년 후, 30년 후를 고려하여 ALTA 요법은 시행하지 않습니다.

유형 2 치열

치열은 딱딱한 변이 항문을 통과하면서 마찰을 일으켜 항문 상피가 대개 일자 모양으로 찢어진 상태를 말합니다. 한마디로 항문이 찢어진 것입니다. 통증이 거의 없는 내치핵과 달리 치열은 배변 시날카롭게 찌르는 통증이 나타나며 변이나 휴지에 피가 묻어납니다. 때로는 변기에 피가 뚝뚝 떨어지기도 합니다.

치열의 가장 큰 원인은 변비입니다. 변비에 걸리면 변이 딱딱해서 항문을 통과하기 어렵기 때문에 볼일 볼 때 배에 무리한 힘을 주게 되죠. 결국 복압과 굳은 변이 합세해서 항문에 상처를 입히는 셈입니다.

한편 설사도 치열의 원인으로 꼽힙니다. 확 쏟아져 나오는 물변이 반복되면 항문에 상처가 나고 염증이 생기기 때문입니다.

치열이 잘 발생하는 항문 상피는 치상선보다 아래쪽에 있는데,

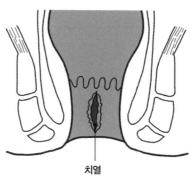

치열

내괄약근이 노출된 항문 상피

이 부분의 점막은 피부 조직과 마찬가지로 항문 안쪽에 비해 탄력성이 떨어지므로 약한 자극에도 잘 찢어지고 염증도 잘 생깁니다. 주로 항문 상피에 치열이 발생하는데, 직장에서 항문관으로 내려오는 변이 항문 상피 부분에 부딪히다 보니 상처가 나기 쉬운 데다 항문 상피는 혈류 분포가 적어서 염증을 잘 일으키기 때문입니다.

내치핵과 치열을 동시에 앓는 환자도 적지 않습니다. 내치핵이 항문 밖으로 튀어나올 때 항문 상피가 물리적인 자극을 받아 찢어져버리는 것이죠. 내치핵도 치열도 둘 다 변비가 원인이라는 공통점이 있습니다.

: 만성 치열로 인해 항문이 좁아진 항문협착

손이나 발이 베였을 때를 생각해봅시다. 상처가 점점 아물면서 나중에는 가는 실 모양으로 흉터가 남습니다. 이 흉터를 잘 살펴보면 상처 난 부위 쪽으로 피부가 당겨져 있죠. 상처 난 부위가 오그라들면서 주변 피부와 점막을 당겨오기 때문입니다.

치열이 생긴 항문 점막도 마찬가지입니다. 항문이 찢어지고 아물기를 반복하면 점막에 흉터가 생기고 점막이 점점 오그라듭니다. 항문은 관 모양으로 생긴 구조라서 점막이 오그라들면 항문 자체가 좁아져버립니다. 바로 이러한 증세가 항문협착입니다. 항문협착의 주요 원인은 치열이지만, 치질 수술의 부작용으로 점막이 위축되어 항문협착이 일어나기도 합니다. 특히 크기가 큰 내치핵을 절제하는

치열 부위가 '위축'되면서 항문협착을 일으킨다

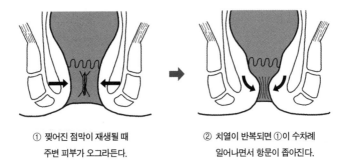

① 찢어진 점막이 재생될 때　　② 치열이 반복되면 ①이 수차례
　주변 피부가 오그라든다.　　　 일어나면서 항문이 좁아진다.

수술 후에 항문협착이 일어나는 경우가 많습니다.

변비 환자에게 항문협착이 발생하면 더욱 배변이 힘들어집니다. 안 그래도 배변이 힘든데 항문 점막까지 신축성을 잃어 간신히 배변을 해도 연필 굵기밖에 안 되는 변이 나오기도 합니다.

: 수술이 필요한 치열과 항문협착

치열은 기본적으로 수술할 필요가 없습니다. 생활습관 개선과 투약만으로도 대부분 좋아지기 때문입니다.

치열을 치료하려면 먼저 변비 또는 설사를 고쳐야 합니다. 변비와 설사가 치열의 원인이니까요. 식이섬유가 풍부한 식단으로 바꾸고 운동을 하면서 배변 습관을 바로잡으면 몸은 자가 치유력을 발휘하기 시작합니다. 약물 치료를 병행할 때는 염증을 가라앉히는 소염제 등을 씁니다.

단, 장기간 방치한 끝에 만성 치열이 되면 수술이 불가피할 때도 있습니다. 항문 점막이 찢어졌다 나았다 하는 과정이 반복되면 상처 부위가 헐다 못해 내괄약근에 궤양이 생깁니다. 결국 항문이 좁아지고 탄력을 잃어서 변을 보기가 힘들어지므로 항문의 신축성을 되살리기 위해 수술을 하는 것이죠.

항문협착도 식이요법과 투약 등 보존 치료를 기본 방침으로 하지만, 경과가 좋아지지 않으면 수술을 고려해야 합니다. 저희 병원의 항문협착 수술률은 18.5퍼센트입니다. 수술이 불가피한 만성 치열과 항문협착은 SSG법이라 불리는 피부판 이동술^{Sliding Skin Graft}로 시술합니다. 궤양이 생긴 치열 부위를 절제하고 정상 피부를 이식하여 덮어주는 수술입니다.

즉, 피부판 이동술은 흉터 부위를 정상 피부로 덮어줍니다. 내항문 괄약근도 건드리지 않습니다. 따라서 통증이나 후유증을 걱정하지 않아도 됩니다. 수술 부위가 아물면서 항문이 좁아지지도 않습니다. 입원 기간은 7~10일 정도입니다.

단, 수술 전보다 항문이 넓어졌다고 해도 수술을 받지 않은 건강한 사람에 비해서는 항문이 좁은 경우가 꽤 있습니다. 그러니 수술 후 변비나 설사로 인한 배변 장애가 재발되지 않도록 바른 생활습관을 꾸준히 실천해야 합니다.

유형 3 치루

항문의 치상선에는 '항문선와'라고 하는 작은 구멍이 12개 정도 있습니다. 이 항문선와는 항문선이라는 가는 선조직에 연결되어 있습니다. 배변 시 항문선와에 변이 들어가버려도 대체로 염증이 일어나지는 않습니다. 국소면역 기능이 활발히 작용하기 때문입니다.

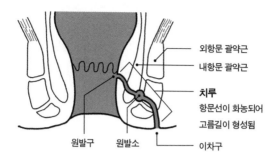

외항문 괄약근
내항문 괄약근
치루
항문선이 화농되어
고름길이 형성됨
이차구
원발구 원발소

하지만 설사를 심하게 하면 물변이 한꺼번에 쏟아져 나오는 탓에 대변이 항문선와를 거쳐 항문선까지 들어가버립니다. 이때 피로나 스트레스가 쌓여 면역력이 떨어진 상태라면 세균 감염을 막지 못하고 염증이 생깁니다. 즉, 항문선에 고름이 차면서 화농되어버립니다.

이렇게 항문선이 곪아서 부어오른 상태를 '항문 주위 농양'이라고 합니다. 통증이 심하고 열감이 느껴지는 것이 특징입니다. 항문선에 고름이 차면 압력이 약한 쪽으로 구멍이 뚫려 고름길이 형성됩니다. 구멍이 뚫리는 부위는 대개 항문 주변의 피부이지만 간혹 항문 점막에 구멍이 뚫리기도 합니다. 세균이 침입한 항문선와는 원발구原發口 또는 일차구一次口, 세균에 감염되어 염증이 발생한 항문선은 원발소原發巢, 고름이 흘러나오는 통로는 이차구二次口라고 합니다.

즉, 세균에 감염된 항문선이 곪아 터지면서 항문 안쪽과 항문 바깥쪽의 피부를 연결한 고름길이 생긴 상태를 치루라고 부릅니다. 한자를 풀어서 설명하자면 치루의 치^痔는 항문의 질환을, 루^漏는 항문에 뚫린 구멍, 다시 말해 고름길을 뜻합니다. '항문 주위 농양'은 치루의 전 단계인 셈이죠.

: 치루는 암이 될 수 있으므로 꼭 수술해야 한다

치루 환자는 청년층과 중년층의 남성이 많습니다. 한창 일할 나이다 보니 볼일도 후딱 해치워버리려고 하는 데다 복압이 강해서 배변 시 변을 너무 세게 밀어내는 경향이 있습니다. 즉, 항문선와에 변이 들어가버리기 쉽기 때문에 발병률도 높은 것으로 추정됩니다. 특히 술을 즐기는 남성이 치루에 잘 걸립니다. 음주 후 설사가 잦으면 그만큼 치루에 걸릴 확률도 높아집니다.

'항문 주위 농양'은 항문선에 화농이 생겨 부어오른 상태로, 치루의 전 단계라고 말씀드렸습니다. 이때는 농양을 절개해서 고름을 빼내면 증상이 호전됩니다. 하지만 농양이 터져서 고름길이 생겨버리면 치루로 악화된 상태라서 농양의 고름을 빼내는 것만으로는 역부족입니다. 원발소인 항문선과 원발구인 항문선와를 수술로 절제

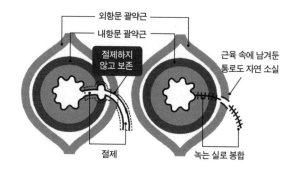

외항문 괄약근

내항문 괄약근

절제하지
않고 보존

근육 속에 남겨둔
통로도 자연 소실

절제

녹는 실로 봉합

하지 않으면 재발하기 때문입니다.

즉, 치루로 판명이 나면 100퍼센트 수술해야 합니다. 수년간 치루를 방치하면 고름길이 여러 갈래로 생겨 암이 되기도 합니다. 암으로 악화되면 큰일이므로 치루 단계에서 수술하는 것이죠.

치루 수술은 괄약근을 최대한 보존하는 것이 관건입니다. 수술 후 항문의 신축성이 떨어질 우려가 있으니 유의해야 합니다. 저는 치루 수술을 할 때 되도록 항문 괄약근은 보존하면서 원발구(항문선와), 원발소(항문선), 이차구(고름길)만 잘라내는 '항문 괄약근 보존술'을 시행합니다. 현재로서는 이 방법이 후유증이 발생할 위험이 가장 낮은 치루 수술법입니다.

: 치질인 줄 알았는데 암? 치질에 가려진 중대 질환

배변 시 피가 나거나 항문이 아프면 대부분 '치질 걸렸나?' 하고 생각합니다. 이렇게 자각 증세가 나타나도 '자연스럽게 낫겠지', '죽는 것도 아닌데', '악화되면 그때 병원 가자' 하고 방치하는 분들이 허다합니다.

하지만 치질인 줄 알았는데 진찰받은 결과 암이었다는 분들도 있습니다. 지금부터는 치질과 혼동하기 쉬운 질환들을 소개하겠습니다.

대장암

대장암은 항문 출혈과 혈변 등 치질과 증상이 비슷해서 방치되기 쉽다 보니 발견이 늦어지는 경우가 많습니다.

저희 히라타 항문외과의원에 치질 증세로 온 환자 500명을 정밀검사한 결과 22명에게서 대장암이 발견됐습니다. 비율로 따지면 4.4퍼센트입니다. 일반인을 대상으로 한 집단검사 결과는 0.15퍼센트입니다. 일반인에 비해 치질 환자에게서 대장암이 발견된 비율이 약 30배나 높습니다.

특히 치질 치료를 한 적이 있는 분은 조심해야 합니다. 항문에서 피가 나와도 '또 치질 걸렸네' 하고 대수롭지 않게 넘어가버리기 쉽상입니다. 출혈이나 혈변이 보이면 반드시 전문의에게 진찰을 받아보시기 바랍니다.

어느 날 50대 남성분이 항문 가려움증 때문에 저희 병원에 오셨습니다. 진찰 결과 항문 안쪽이 짓물러서 염증 치료를 했지만 좀처럼 낫지 않았습니다. 그래서 대장내시경을 해봤더니 직장암이 발견됐습니다. 즉, 직장암으로 인해 분비물이 나오는 상태로 흔치 않은 유형이었습니다.

설사 이상이 없더라도 40세 이후부터는 2년에 한 번씩 대장내시경 검사를 받아보시기 바랍니다. 2년에 한 번씩 대장내시경 검사를 받으면 대장 질환을 조기에 발견할 수 있다는 사실은 국제적으로도 알려져 있습니다.

대변 검사를 통한 검진도 있으나 사실 이 방법은 유럽과 미국에서는 실시하지 않습니다. 대변 검사를 하더라도 대장암을 발견하지 못하는 비율이 46퍼센트나 되기 때문입니다. 따라서 어차피 검사를 받을 바에는 대장내시경 검사를 추천하고 싶습니다.

직장탈출증

직장탈출증은 이름 그대로 직장이 항문 밖으로 빠져나온 상태를 말합니다. 청년층과 장년층의 남성 및 노년층의 여성에게 많이 나타나는 증상입니다. 청년층과 장년층의 남성은 배변 시 과도하게 힘을 주는 경향이 있는데, 이러한 배변 습관이 직장탈출증을 초래하는 요인으로 보입니다. 노년층의 여성은 임신과 출산의 경험에 노화 증세까지 겹치면서 직장이 점차 항문 쪽으로 처지게 되고, 급기야 항문 밖으로 튀어나오는 경우가 대부분입니다. 치료법은 연령대와 원인에 따라 다르므로 되도록 빨리 병원을 방문하여 적절한 치료를 받으시기 바랍니다.

직장점막탈출증

직장탈출증의 한 형태로, 직장의 점막만 빠져나온 상태를 말합니다. 초기에 전문의에게 진찰을 받으면 수술 없이 치료할 수 있으나 방치하면 점점 탈출 정도가 심해지므로 수술할 수도 있습니다.

직장항문통

"서 있으면 아프고, 누우면 안 아파요.""아침에는 괜찮은데 저녁에는 통증이 심해져요." 이것은 직장항문통의 전형적인 증상입니다. 직장 점막이 항문 밖으로 빠져나오는 직장점막탈출증 때문에 통증이 발생하는 경우가 많습니다. 이렇게 탈출한 점막은 염증이 잘 생기니, 염증을 치료하고 배변 습관을 바로잡으면 통증이 점차

사라집니다. 하지만 다른 항문 질환으로 항문통이 발생할 수도 있으니 일단 전문의에게 정확한 진단을 받아보시기 바랍니다.

항문관암

항문에 발생한 암으로, 다른 암에 비해 발병률이 높지는 않습니다. 치루를 장기간 방치한 끝에 항문암으로 악화된 경우가 가장 많습니다.

크론병

입에서 항문까지 소화관 전체에 걸쳐 어느 부위에서나 발생할 수 있는 만성 염증성 장 질환입니다. 궤양이 생기거나 장기가 굳는 섬유화 과정이 일어나 장협착을 일으키기도 합니다. 원인이 정확히 밝혀지지는 않았으나, 서구화된 식생활의 영향으로 크론병 환자가 늘었다고 보는 견해가 우세합니다.

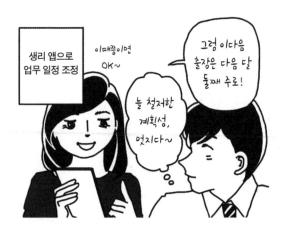

4장 치질을 스스로 고치는 방법

지금까지 약 38만 명의 치질 환자를 치료하면서 뼈저리게 느낀 점이 있습니다. 그것은 바로 인간이 타고난 자가 치유력의 위대함입니다.

6개월 전의 자신과 1년 전의 자신은 동일 인물이므로 흐르는 시간 속을 살아온 같은 존재라고 인식하기 쉽지만, 사실 인간의 몸은 3개월 주기로 세포가 새롭게 바뀝니다. 다만 자신의 몸을 구성하는 설계도, 즉 유전자는 바뀌지 않으므로 생김새 자체가 바뀌지는 않죠. 따라서 저는 환자들에게 "3개월간 열심히 건강관리를 해봅시다"라고 말씀드립니다.

"스스로 병을 고쳐보자!"

"건강을 되찾고 싶다!"

이러한 의지를 품고 3개월간 노력하면 자가 치유력이 발휘되어 몸을 구성하는 세포가 건강한 세포로 다시 태어납니다. 이에 따라 치질뿐만 아니라 신체 건강이 전반적으로 향상됩니다.

그럼 무엇을 어떻게 하면 좋을까요? 강도 높은 운동이나 극단적인 식이요법을 할 필요는 없습니다. 생활습관을 조금만 바꿔도 자가 치유력을 끌어올릴 수 있습니다. 지금부터는 일상에서 간단히 생활습관을 개선하는 방법을 구체적으로 알려드리겠습니다.

기껏 생활습관을 고쳤다고 해도 작심삼일로 끝나버리면 아무런 소용이 없겠죠. 갑자기 이것저것 한꺼번에 고치려고 하면 부담스러우니 우선 한두 가지만 실천해보면 어떨까요? 수술을 하거나 약을 먹으면 환부만 좋아지지만, 생활습관을 고치면 신체 기능이 전반적으로 좋아집니다. 바른 생활습관이 몸에 배는 것이니 당연히 부작용도 재발도 없습니다. 속는 셈치고 일단 3개월만 꾸준히 노력해보시기 바랍니다.

ː 스트레스 대책을 세우자

■ 스트레스를 반으로 줄이는 멘탈 스위치

심리와 면역력의 관계를 연구하는 '정신신경면역학'에 따르면 스트레스가 인간의 면역 기능을 크게 떨어뜨린다는 사실이 최근 명확히 밝혀졌습니다.

이를테면 시험이 2주 앞으로 다가온 의대생의 면역력을 조사한 결과, 불량 세포를 제거하는 자연 살생 세포인 내추럴 킬러 세포 Natural Killer Cell의 활성도와, 면역 조절에 관여하는 자연 발생 단백질인 인터루킨-2 Interleukin-2의 생성률이 줄었다고 합니다. 반면 스트레스가 쌓이면서 염증을 일으키는 아드레날린 호르몬의 분비량은 늘어났다는 점이 확인됐습니다.

면역력 저하와 스트레스는 염증의 원인이자 치질의 주범으로 꼽힙니다.

꼰대 상사나 과도한 업무 때문에 고민하시는 분들도 계시죠. 그렇다고 직장을 그만두라고 조언할 생각은 없습니다. 앞서 만화에서 살펴봤듯이 꼰대 상사나 과도한 업무 자체가 스트레스는 아닙니다. 이것은 스트레스 요인으로 단순 자극에 불과합니다. 이 자극을 스트레스로 만드는 사람은 다름 아닌 자기 자신입니다.

10점짜리 스트레스 요인을 5점 정도로 느끼는 사람이 있는가 하면, 20점이나 30점으로 느끼는 사람도 있습니다. 어찌 되었든 자신의 힘으로 스트레스 요인을 없애기는 현실적으로 어렵습니다. 그러니 스트레스를 받아들이는 태도, 즉 자신을 바꾸는 편이 바람직하겠죠. 형광등의 스위치를 끄고 켜듯이, 부정적인 마음이 들면 그 상황을 잠시 끄고 긍정적인 마음을 켜는 것이 멘탈 스위치^{Mental} ^{Switch}입니다.

저는 인간관계로 고민하는 환자들을 만날 때마다 "신이 준 선물이라고 여기고 마음속으로 기도해보면 어떨까요?라고 말씀드립니다. '시련을 주셔서 감사합니다. 저를 성장시키는 기회로 삼겠습니다', '저는 당신 같은 인간은 절대로 되지 않겠습니다'와 같이 속으로 빌어보는 것이죠. 이 방법은 의외로 반응이 좋습니다. "한결 마음이 편해졌어요"라고 말씀하시는 환자분이 많답니다.

이어서 소개할 생활습관 개선책은 몸을 건강하게 할 뿐만 아니라 스트레스 요인을 감소시키는 데도 한몫합니다. 몸과 마음은 하나입니다. 몸을 다스리면 마음도 다스릴 수 있습니다.

2 과감하게 일정을 줄이는 용기

'이것도 해야 하는데… 저것도 해야 하는데…' 하며 날마다 쫓기듯이 살고 있지 않나요? 특히 치질 환자 중에는 회사일도 집안일도 산더미같이 쌓여서 몸과 마음이 지친 분이 많습니다. 이런 상태에서는 염증도 잘 생깁니다.

잠시 멈춰서 꼭 자신이 해야만 하는 일인지 되돌아보시기 바랍니다. 의외로 하지 않아도 될 일이 뒤섞여 있을지 모릅니다. 회사일이든 집안일이든 일정을 짤 때 보통 새로 해야 할 일을 나열하기 쉬운데, 스트레스가 쌓였거나 피곤할 때는 과감하게 일정을 줄여보시기 바랍니다.

저는 날마다 아침에 눈을 뜨면 제 몸과 마음의 상태를 점검합니다. '피로가 안 풀리네', '감기 기운이 있어' 하고 느낄 때는 저녁 일정을 취소합니다. 일정을 줄이는 것이죠. 히라타 항문외과의원은 먼 거리에도 아랑곳하지 않고 찾아오시는 환자가 많습니다. 이런 이유로 저는 33년간 하루도 쉰 적이 없습니다.

날마다 야근이 이어지면 스트레스가 쌓일 수밖에 없습니다. 하지만 그 야근이 자신이 아니면, 지금까지 해왔던 그 방법이 아니면 결코 할 수 없는 일일까요? 효율을 따져보고 작업을 분담하는 등 개인의 업무량을 줄이는 쪽으로 계획을 바꾸더라도 성과가 나빠지지 않는 경우가 흔히 있습니다. 오히려 작업 방식을 조율하고 효율을 높인 덕분에 업무 성과가 높아지는 사례가 많습니다.

회사일뿐만 아니라 사생활에서도 뺄셈을 실천하면 그만큼 몸과 마음이 편안해집니다. 가령 주말 골프 약속이 하루 앞으로 다가오면 음주를 삼가고 평소보다 한 시간 일찍 잠을 청하는 것이죠. 그러면 몸과 마음이 편안해져서 그다음 날 최상의 컨디션으로 골프를 즐길 수 있습니다.

이처럼 새로운 일정을 더하기보다는 덜어내는 방법을 연구해보시기 바랍니다.

③ 몸이 보내는 신호를 민감하게 알아채기

몸은 거짓말을 하지 않습니다. 스트레스가 쌓이거나 피곤하면 이런저런 SOS 신호를 보냅니다. 예를 들면 식욕이 떨어집니다. 밥 먹을 때가 되어도 밥 생각이 없다면 피로나 스트레스가 쌓였을 확률이 높습니다. 혹은 몸의 어딘가 탈이 났을지도 모릅니다. 식욕은 있지만 입맛이 없을 때도 있죠. 늘 가던 단골 식당에서 점심을 먹었는데 왠지 맛이 없을 때가 있습니다. 음식 맛은 변함없는데 건강 상태에 따라 맛이 다르게 느껴지기 때문입니다.

이와 마찬가지로 항문의 통증이나 출혈도 건강 상태를 알려주는 바로미터입니다. 때로는 '항문 출혈'이라는 증상의 이면에 중대한 질환이 숨어 있기도 합니다. 특히 치질 환자는 몸이 좀 안 좋다고 느껴도 '곧 괜찮아지겠지', '병원 가기 귀찮아' 하고 방치하는 사례가 흔

합니다. 몸의 신호를 무시한 채 자꾸 무리하고 맙니다. 목이 마르면 물을 마시듯이 몸이 보내는 신호를 알아채고 자신의 몸을 돌봐야 합니다.

○ 피곤하다. → 한 시간 일찍 잔다.

○ 위장에 탈이 났다. → 소화가 잘 되는 음식을 먹되 평소보다 양을 줄인다.

○ 오늘은 배변을 하지 못했다. → 우뭇가사리나 낫토 등 식이섬유가 풍부한 음식을 먹는다.

○ 손발이 차다. → 뜨끈한 물을 받은 욕조에 20분간 몸을 담근다.

그리고 항문에서 출혈이나 통증이 있을 때는 몸에서 보내는 SOS 신호에 응답하여 전문의에게 진단을 받아보시기 바랍니다. 치질이 아닌 다른 중대한 질환이 숨어 있지는 않은지 검사를 받고 자신의 몸 상태를 정확히 아는 일이 무엇보다 중요합니다. 평소 몸이 보내는 신호에 귀 기울인다면 치질 수술을 할 정도로 악화되는 경우는 결코 없습니다.

: 변비 대책을 세우자

■ 식이섬유를 하루에 20그램 섭취한다

변비를 해소하려면 식이섬유가 풍부한 음식을 먹는 것이 가장 바람직합니다. 일본인의 식이섬유 하루 권장 섭취량은 약 20그램 내외입니다. 식이섬유는 인간의 소화효소로는 소화되지 않고 영양소도 없는 데다 배만 불리는 역할을 하므로 과거에는 꼭 섭취해야 하느냐를 놓고 논란이 많았습니다. 하지만 최근에는 식이섬유가 콜레스테롤을 체외로 배출하고 장내 유해 세균을 흡착하여 대장암을 방지하는 등 생활습관병을 예방하는 효과가 있다는 점이 널리 알려지면서 상황이 달라졌습니다.

소화 흡수가 잘 되는 음식은 변으로 배출되는 양이 적고 대장 점막에 가하는 자극도 약합니다. 이에 비해 식이섬유는 장에서 수분을 흡수하여 대변량을 늘리고 장을 부드럽게 자극해 연동운동을 돕습니다. 즉, 몸에 전혀 해를 끼치지 않는 천연 하제인 셈입니다.

식이섬유는 크게 2가지로 나눌 수 있습니다. 첫째, 물에 잘 녹는 '수용성 식이섬유'는 변을 부드럽게 하는 작용을 합니다. 둘째, 물에 녹지 않는 '불용성 식이섬유'는 장을 자극하여 장운동이 활발해지도록 돕는 작용을 합니다. 수용성이든 불용성이든 모두 변비 해소에 효과적이고, 섭취 비율은 수용성과 불용성을 반반씩 먹는 것이 좋습니다.

그러면 어떤 식품에 식이섬유가 많이 들어 있을까요? 가장 먼저 채소를 떠올리는 분이 많을 듯합니다. 하지만 의외로 식이섬유는 채소에는 많이 들어 있지 않습니다. 식이섬유를 20그램 섭취하려면 토마토 10~20개, 오이 20개 이상을 먹어야 합니다. 현실적으로 이렇게 많이 먹을 수는 없겠죠.

수용성 식이섬유는 과일, 곤약, 해조류 등에 많이 들어 있습니다. 불용성 식이섬유는 갑각류, 채소, 두부, 감자, 고구마, 토란 등에 많이 있습니다.

간편하게 식이섬유를 섭취할 수 있는 아침 메뉴는 귀리 시리얼입니다. 샐러드를 만든다면 채소 샐러드보다는 해초 샐러드를 추천합니다. 디저트로 우뭇가사리 젤리를 드시면 식이섬유를 더욱 많이 드실 수 있습니다.

주식에 식이섬유를 잘 섞어서 드시는 방법도 좋습니다. 가령 아침에 먹는 빵을 건포도식빵으로 바꾼다거나 5분도 현미 또는 쌀에 납작보리나 우뭇가사리 가루를 섞어서 밥을 짓는 식입니다.

식이섬유가 풍부한 식재료를 도표로 정리해두었으니, 이를 참조해서 맛있으면서도 효과적으로 식이섬유를 섭취할 수 있는 메뉴를 구성해보시기 바랍니다.

식이섬유가 풍부한 식재료

식이섬유 함유량은 해조류가 으뜸! 콩류는 낫토, 콩가루 등 종류가 다양해서 질리지 않고 먹기에 제격. 채소는 여러 종류를 번갈아가면서 꾸준히 먹기. 납작보리와 푸룬은 불용성과 수용성을 골고루 갖춘 우등생!

식품명 (한 끼에 먹을 양)	식이섬유 총량	수용성 식이섬유 양	불용성 식이섬유 양
우뭇가사리 분말 (3g)	2.4g	-	-
말린 톳 (10g)	5.2g	-	-
조각 다시마 (10g)	3.9g	-	-
조각 미역 (10g)	3.6g	-	-
말린 목이버섯 (10g)	5.7g	0	5.7g
무말랭이 (10g)	2.1g	0.5g	1.6g
삶은 콩 (40g)	2.6g	0.4g	2.3g
콩가루 (20g)	3.6g	0.5g	3.1g
낫토 (50g)	3.4g	1.2g	2.2g
데친 우엉 (40g)	2.4g	1.1g	1.4g
찐 고구마 (40g)	1.5g	0.4g	1.1g
찐 옥수수 (100g)	3.1g	0.3g	2.8g
납작보리 (40g)	3.8g	2.4g	1.4g
메밀국수(소바) (100g)	2.0g	0.5g	1.5g
푸룬 (50g)	3.6g	1.7g	1.9g

참고 자료: 일본 표준식품성분표 제7개정판(수용성과 불용성을 구분하기 어려운 식재료에는 '-'로 표시함)

저희 병원에서는 환자분들에게 식이섬유 일기를 쓰도록 합니다. 날마다 식이섬유를 몇 그램 섭취했는지 계산해서 기록하는 것이죠. 식이섬유를 얼마큼 섭취했는지 따져보는 과정 자체가 식이섬유를 적극적으로 섭취하는 결과로 이어지기 때문입니다. 식품이 아닌 알약 형태로 정제된 식이섬유를 섭취할 때는 과다하게 섭취하지 않도록 유의해야 합니다.

② 수분을 충분히 섭취한다

하루에 장으로 흘러 들어오는 수분량은 12리터 정도로 상당히 많습니다. 이 중 타액, 위액, 담즙, 췌액, 장액과 같은 소화액만으로도 약 10리터를 차지합니다.

한편 입으로 들어오는 수분은 겨우 2리터에 불과합니다. 소화액의 양이 얼마나 많은지 아시겠죠? 이 말은 대변의 수분은 대부분 소화액이라는 의미입니다.

이상적인 변의 강도는 크림 튜브 치약 정도입니다. 그런데 물을 많이 마시면 딱딱한 변이 부드러워질까요? 안타깝게도 그렇게 단순하지가 않습니다. 물을 마시면 변이 부드러워지는 것이 아니라 장에 바로 흡수되니까요.

음료수로 수분을 섭취할 때는 하루 2리터가 기준입니다. 음료 역시 지나치거나 모자라지 않게 마시는 편이 가장 좋습니다. 너무 많이 마시면 위액의 분비를 저하시켜 식욕 부진이 초래되므로 오히려 배변이 불규칙해집니다. 변비가 있는 분 가운데 변을 부드럽게 만들려고 물을 너무 많이 마시는 경우가 있습니다. 하지만 기대와는 달리 변비가 해소되지는 않습니다.

그렇다면 수분이 필요 없다는 말일까요? 그렇지는 않습니다. 장에서 흡수되기 어려운 수분을 섭취하면 되겠죠. 이러한 조건을 갖춘 수분이 바로 수용성 식이섬유에 함유된 수분입니다. 수용성 식이섬유가 풍부한 식품을 먹으면 변이 즉각 부드러워집니다.

특히 흰쌀밥을 추천합니다. 흰쌀밥에도 수용성 식이섬유가 충분히 들어 있습니다. 하루 세 끼 흰쌀밥을 먹기만 해도 대변이 훨씬 잘 나옵니다. 주식을 잘 활용한 변비 해소법이라고 할 수 있겠죠. 식이섬유가 풍부한 과일이나 채소(토마토, 호박 등)도 식사할 때 같이 드시면 더욱 좋겠죠.

물을 비롯한 음료를 하루 2리터 정도 마시는 동시에 식이섬유가 풍부한 식품을 챙겨 먹는 등 스스로 건강관리를 해야 합니다.

❸ 장내 유익균을 늘린다

인간의 몸은 약 60조 개의 세포로 구성되어 있습니다. 그러면 장에는 세균이 얼마나 들어 있을까요? 답은 100조 개입니다. 인간의 몸은 세포보다 장내 세균이 훨씬 많습니다. 인간은 장내 세균과 함께 살아간다고 해도 과언이 아닙니다. 장내 세균이 그만큼 중요하다는 의미이기도 합니다.

장내 세균은 크게 유익균과 유해균으로 나뉩니다. 유익균은 장운동에 도움을 주고 면역력을 높일 뿐만 아니라 음식물의 소화 흡수를 촉진하는 한편 비타민을 합성합니다. 대표적인 예가 비피더스균입니다. 한편 유해균은 암모니아와 같은 유해 물질을 생성하고 면역력을 떨어뜨리며 발암물질을 생산하여 질병을 초래합니다. 대표적인 예가 웰치균Welch's Bacillus입니다.

1950년대부터 항생제를 투여하여 균을 소멸시키는 치료가 인기를 끌었습니다. 이러한 치료를 안티 바이오틱스라고 합니다. 안티 바이오틱스는 섭취 직후에 효과가 나타나는 것이 장점이지만 부작용이 만만치 않습니다. 세균뿐만 아니라 장내 유익균까지 없애버리기 때문입니다. 반대로 오늘날에는 장내 유익균을 늘리는 프로 바이오틱스를 활용한 건강법이 각광받고 있습니다. 프로 바이오틱스는 장 건강에 이로운 살아 있는 균으로, 유산균의 생존을 위한 먹이를 뜻하기도 합니다.

참고로 아기의 장내 세균은 비피더스균이 약 90퍼센트를 차지합니다. 성인의 장 건강도 이 비피더스균을 얼마나 늘리느냐가 중요합니다. 장내 비피더스균을 늘리려면 발효식품을 섭취하는 것이 좋습니다. 된장, 간장, 낫토, 장아찌 등 전통 음식을 가까이 하면 장 건강을 지킬 수 있습니다. 가령 평소 먹는 소금을 누룩 소금으로 바꾸기만 해도 장내 환경을 개선하는 식단이 됩니다. 물론 요구르트도 장에 좋은 대표 식품이죠. 우엉이나 양파에 함유된 올리고당도 비피더스균의 먹이가 되므로 적극적으로 섭취하시기 바랍니다.

■4 하제에 의존하지 않는다

변비는 크게 2가지 종류가 있습니다.

첫째, 일과성 단순 변비입니다. "여행 중에는 변이 잘 나오지 않았는데 집에 돌아왔더니 잘 나오네요." 이런 경험 해보신 적 없나요? 바로 이러한 증세가 일과성 단순 변비입니다. 생활 리듬에 변화가 생기면서 일시적으로 변이 나오지 않는 것이죠. 생활 리듬을 되찾으면 대부분 배변도 원활해지므로 걱정하지 않아도 됩니다.

둘째, 상습성 변비, 즉 습관성 변비입니다. 일본내과학회에서는 변비를 "3일 이상 배변을 하지 못하거나 날마다 배변을 하더라도 변이 아직 남아 있는 것 같은 잔변감을 느끼는 증세"라고 정의합니다. 이러한 상습성 변비는 근본적인 치료가 필요합니다.

변비가 있는 분들은 병원에 가지 않고 적당히 하제, 즉 변비약을 사서 변을 보는 경우가 상당히 많습니다. 어떻게든 변을 보고 싶은 심정은 충분히 이해가 가지만, 하제를 계속 먹으면 위험합니다. 자칫, 하제를 먹지 않으면 변이 나오지 않는 하제 의존증, 다시 말해 '변비약 의존증'에 빠질 수 있기 때문입니다.

또 S장결장에 경련이 일어나 장 속 내용물이 제대로 운반되지 못하는 '경련성 변비'일 때 하제를 복용하면 장이 자극을 받아 더욱 심한 경련을 일으켜 복통과 설사에 시달릴 수도 있습니다. 이처럼 의사의 처방 없이 안이하게 하제를 먹었다간 증세가 악화되기 쉽습니다.

유럽과 미국에서는 하제를 구입할 때 '언제까지' 복용할지 사용 기한을 제한하는 것을 당연하게 여깁니다. 부작용의 위험이 있는 하제를 장기간 복용해서는 안 되기 때문입니다.

하제는 '일시적으로 먹는 약'이라는 전제가 뒤따릅니다. 저희 병원에서는 하제는 처방하지 않는 것을 기본 원칙으로 합니다. 하제는 약의 힘을 빌려서 볼일을 보는 것이니 되도록 삼가야 합니다. 스스로 노력하지 않는다면 변비뿐만 아니라 어떤 질병도 낫기 어렵습니다. 하제에 기대지 말고 식생활 개선과 규칙적인 운동으로 스스로 배변할 수 있는 힘을 키워야 합니다.

5 최적의 배변 기회를 놓치지 않는다

소화된 음식물이 대장에 운반되면 수분을 흡수하여 변의 부피를 부풀린 다음 S장결장에 도달합니다. 이 변이 S장결장에서 직장으로 운반되면 변의가 느껴집니다.

변의에는 다음 3가지 반사 신경이 깊게 관여합니다.

위·결장반사

비어 있는 위에 음식물이 들어오면 그 자극이 자율신경을 통해서 대장에 전달되고, 대장이 연동운동을 시작하면서 대변을 직장으로 밀어냅니다. 바로 이때 변의가 느껴집니다. 이러한 반사 작용은 주로 음식물을 섭취한 후 일어나지만, 위가 장시간 비어 있을 때 가장 활발히 일어납니다. 따라서 배변을 하기에 가장 좋은 시간대는 아침입니다.

아침에 일어나자마자 물이나 우유를 마시는 것도 좋은 방법입니다. 이렇게 하면 위가 갑자기 부풀어서 격렬한 위·결장반사가 일어나므로 강한 변의가 느껴집니다.

기립반사 (자세·결장반사)

누워 있다가 일어나면 그 자체가 자극이 되어 대장의 연동운동이

시작되므로 변의가 느껴집니다. 누워 있다가 일어나는 시간대 역시 아침이므로 하루 중 배변을 하기 가장 좋은 시간대는 아침입니다. 이 기회를 놓치지 마시기 바랍니다.

시각반사

맛있는 음식을 보면 자신도 모르게 입에 침이 고입니다. 이와 동시에 대장도 연동운동을 시작합니다.

아침을 먹은 후 볼일을 보는 사람이 많은 이유는 이 3가지 반사 신경이 관여하고 있기 때문입니다. 3가지 반사 신경이 활발히 작용하는 때가 바로 배변하기 좋은 타이밍입니다. 다시 말해, 아침이 배변하기 가장 좋은 시간대입니다.

위·결장반사를 촉진시키려면 아침에 일어나서 차가운 물이나 차를 한두 컵 천천히 마셔보시기 바랍니다. 이때 물이 입에서 식도, 위, 장으로 흘러 들어가는 상태를 머릿속으로 그리면서 배를 시계 방향으로 문질러줍니다.

변의가 느껴지면 기회를 놓치지 말고 바로 화장실로 가시기 바랍니다.

⑥ 스르륵 대변이 나오는 '로댕 포즈'

대변이 잘 나오는 쾌변 자세가 따로 있다는 사실을 아시나요? 양변기에 앉았을 때 상체를 똑바로 세우지 말고 앞으로 숙이면 됩니다. 이 자세가 배변을 돕는 쾌변 자세입니다. 이때 팔꿈치를 허벅지에 올리고 발뒤꿈치를 살짝 들어올립니다. 로댕의 작품 〈생각하는 사람〉과 비슷한 자세를 머릿속에 그려보시기 바랍니다.

허리를 꼿꼿이 편 상태에서는 직장과 항문이 '〉' 형태로 구부려집니다. 따라서 허리를 편 채로 변을 보면 변이 도중에 걸리기 쉽습니다. 중력의 작용에 의해 변이 위에서 아래로 떨어져야 하는데 구부러진 지점에서 막혀버리는 것이죠. 그러니 허리를 앞으로 숙여서

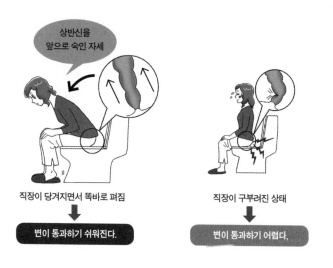

직장이 당겨지면서 똑바로 펴짐

↓

변이 통과하기 쉬워진다.

직장이 구부려진 상태

↓

변이 통과하기 어렵다.

1

○ 시간 여유를 두고 기상한다.

2

○ 손목과 발목을 돌리고
   손발을 탈탈 턴다.

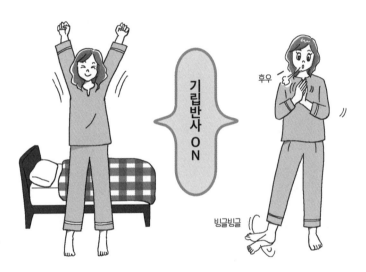

후우

기립반사 ON

빙글빙글

볼일 보는 시간을 염두에 두고 5~10분 정도 일찍 기상한다.

심호흡을 하면서 손발을 탈탈 털고 손목과 발목을 돌리거나 손바닥을 맞대고 비빈다. 몸과 뇌에 기상 신호를 보내는 동작을 통하여 장의 연동운동을 촉진시키는 기립반사 스위치를 켠다.

3

○ 물을 마시면서 시계 방향으로
배를 문지른다.

4

○ 심호흡을 하고
쾌변 이미지를 그린다.

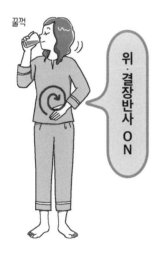

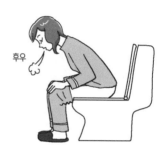

차가운 물이나 차를 한두 컵 천천히 마신다.
입에서 목구멍, 식도를 거쳐 위와 장으로 흘
러 들어가는 상태를 의식하는 과정을 통하여
위 · 결장반사 스위치를 켠다. 장을 깨우기 위
하여 배를 시계 방향으로 문지른다.

가벼운 변의가 느껴지면 좌변기에 앉아서 먼
저 심호흡을 한다. 대변이 미끄러지듯 나오도
록 몸을 앞으로 숙이고 긴장을 푼다. 강한 변
의가 느껴지면 배에 힘을 살짝 주어 자연스
럽게 배변 활동을 촉진한다. 변의가 사라져도
무리해서 힘을 주지 않도록 한다.

직장과 항문을 일자로 펴지게 하면 걸리는 부분 없이 변이 미끄러지듯이 나오게 됩니다.

그럼에도 변이 잘 나오지 않는다면 발밑에 받침대를 두고 두 손으로 가볍게 무릎을 감싸는 자세를 취해보시기 바랍니다. 단, 좌변기에 오래 앉아 있는 것은 금물입니다. 볼일을 볼 때는 3분 이내가 기준입니다.

화장실에서 책을 읽거나 스마트폰을 보는 행동은 절대로 해서는 안 됩니다. 배변 시 집중력이 흐트러져서 변의가 사라질 뿐만 아니라 오랫동안 배에 힘을 주게 되므로 항문에 부담을 줍니다.

한편 수세식 변기에서는 자연스럽게 앞으로 기울어지는 자세를 취하게 되므로 양변기에 비해서 변이 잘 나온다고 하는 분이 많습니다.

참고로 말씀드리자면, 최근에는 양변기에서 앞으로 숙이는 자세를 자연스럽게 취할 수 있도록 돕는 변기 발판도 시중에 나와 있습니다.

7 변의가 느껴지면 참지 않는다

변비 환자를 살펴보면, 직장성 변비를 앓는 분이 가장 많습니다. 직장성 변비는 직장에 변이 걸려 잘 나오지 않는 것입니다. 이 직장성 변비는 '변의를 참는 버릇'이 가장 큰 원인으로 꼽습니다. 이처럼 변의를 느껴도 화장실에 가지 않고 자꾸 참으면 변비에 걸려버립니다.

대장의 S장결장에 쌓인 대변이 직장으로 운반되면 직장이 자극을 받아 부풀어 오르고 이 정보가 척수를 거쳐 내항문 괄약근에 전달됩니다. 그러면 평소에는 항문을 닫는 역할을 하는 내항문 괄약근이 느슨해집니다. 이 상태를 중추신경이 '변의'라고 느끼는 것이죠.

다만 내항문 괄약근이 느슨해졌다고 해서 대변이 바로 나오지는 않습니다. 내항문 괄약근은 불수의근이므로 자동으로 열리지만, 또 다른 근육이 있기 때문입니다. 그 근육이 바로 외항문 괄약근입니다. 외항문 괄약근은 자신의 의사대로 열거나 닫을 수 있는 수의근입니다. 변의를 느끼면 외항문 괄약근은 항문을 꽉 닫아서 변이 새어 나가지 않게 합니다.

이때 변의를 참으면 척수를 통해 뇌에 '빨리 화장실에 가서 볼일을 봐야 한다'는 지령이 떨어집니다. 그런데도 변의를 계속 무시하면 이 정보가 척수에서 차단됩니다. 그 결과 변의가 사라져버립니다. 결국 직장에 변이 쌓여도 변의가 느껴지지 않는 직장성 변비에 걸리고 맙니다.

변의를 무시한 시점이 언제인지 돌이켜보면 아침 출근길 지하철

안에 있을 경우일 때가 많습니다. 변의를 참다 보면 어느새 변의가 사라져버리죠. 이러한 경험이 반복되지 않도록 유의해야 합니다. 아침 출근길이라도 시간 여유가 있다면 도중에 내려서 화장실에 갈 수 있을 테니까요. 하지만 가장 좋은 방법은 아침에 일어나서 첫 번째 변의에 바로 응답하는 것입니다. 볼일을 보고 출근하는 것이 당연한 일과가 되도록 배변 습관을 바로잡아야 합니다.

집을 나서기 전 변의를 느낀 적은 없나요? 변의를 느꼈지만 그냥 참고 집을 나선 적은 없나요? 변의를 느낀 즉시 곧바로 화장실에 가기. 그러기 위해서 일찍 일어나 볼일을 보고 출근하기. 이 두 가지가 변비에 걸리지 않는 비결입니다.

🎱 화장실에 스마트폰이나 책을 들고 가지 않는다

변의를 느낀 즉시 화장실에 가서 로댕 포즈로 스르륵 변을 보는 것이 치질을 예방하는 이상적인 방식입니다. 그런데 화장실에 스마트폰이나 책을 들고 가는 사람이 너무 많습니다.

20여 년 전에는 신문이나 책을 들고 가는 사람이 많았습니다. 아침이면 신문을 들고 화장실에 가시는 아버지의 모습이 익숙한 풍경이었죠. 오늘날은 스마트폰 시대라서 화장실에서 액정 화면으로 뉴스를 보거나 게임을 하는 분이 나날이 늘어나고 있습니다. 이러한 습관은 치질을 악화시킵니다.

화장실에 스마트폰을 들고 가면 변을 보든 보지 않든 좌변기에 오래 앉아 있게 되고 그만큼 배에 힘을 자꾸 주게 됩니다. 그러면 복압뿐 아니라 혈압도 올라갑니다. 혈압이 평소보다 40~50수은주밀리미터^{mmHg}가량 올라가므로 최대 혈압이 200수은주밀리미터를 초과하기도 합니다. 이 수치라면 뇌혈관이 터져버릴 수도 있습니다. 이렇게 복압과 혈압이 높아지면 항문 혈관에도 큰 부담을 줍니다.

무엇보다 화장실에서 스마트폰을 만지작거리고 있으면 배변에 집중할 수가 없습니다. 변을 보고 나서도 바로 닦지 않고 스마트폰에 정신이 팔리기 일쑤입니다. 대변이 묻어 있는 채로 좌변기에 오래 앉아 있으면 독성 물질이 항문 점막에 침투해 염증을 일으키기 쉽습니다. 볼일을 보고 나면 즉시 뒤처리를 하고 화장실에서 나오는 것이 항문 건강을 지키는 길입니다.

쾌변을 하려면 몸이 보내는 신호, 즉 변의에 즉각 응답하는 일이 무엇보다 중요합니다. 그런데 스마트폰이나 책을 들고 가면 집중력이 흐트러져서 좌변기에 앉아 있어도 변의가 사라지기 십상입니다. 즉, 스마트폰이나 책을 들고 화장실에 가는 습관은 항문 건강을 해치는 지름길입니다. 화장실에는 빈손으로 들어가서 3분 이내로 나와야 한다는 수칙을 명심하시기 바랍니다.

⑨ 쾌변 성공 이미지를 떠올린다

운동선수는 목표를 이루는 방법 중 하나로 이미지 트레이닝을 합니다. 자신이 바라는 모습을 머릿속에 그리면서 일정 동작을 반복하여 실제 경기에서 최상의 결과를 이끌어내는 방법입니다. 가령 야구 선수라면 홈런 치는 장면을, 양궁 선수라면 과녁에 적중시키는 장면을 생생하게 머릿속에 그려보는 것이죠. 이처럼 목표가 달성된 순간의 이미지를 선명하게 떠올리는 것이 중요하므로 이미지 트레이닝이라고 합니다.

이와 마찬가지로 배변 습관 교정도 쾌변 이미지를 머릿속에 그리면 성공률이 높아집니다. 아침 화장실에서 황금빛 변을 보고 상쾌한 기분을 느낀 적이 있으실 겁니다. 이때 아침에 일어나서 변을 보기까지 어떤 과정을 거쳤는지 머릿속으로 하나하나 되짚어봅니다.

앞에서 소개한 '히라타 식 변의 스위치 작동법'을 활용하시면 도움이 되리라 생각합니다. 일어나서 손발을 탈탈 터는 동작으로 기립반사를 깨우고, 물 한두 컵을 마시면서 배 마사지를 하여 위·결장반사 스위치를 켭니다. 변의가 느껴지면 좌변기에서 로댕 포즈를 취합니다.

여기에 더해 다음 동작을 이미지 트레이닝 해보시기 바랍니다.

① 마음 편히 좌변기에 앉는다.

② 눈을 살짝 감고 천천히 심호흡한다.

③ 대변이 직장으로 들어오는 순간을 알아차린다.

④ 변의가 강하게 느껴지는 장면을 머릿속에 그린다.

혹시 변의를 느끼지 못했더라도 초조해하지 말고 편안한 마음으로 심호흡을 계속합니다. 3분 이상 기다렸는데도 변의를 느끼지 못했다면 다음을 기약하고 일어납니다.

강한 변의를 느꼈을 때는 배에 힘을 꽉 준 상태에서 변을 확 밀어내지 말고 항문을 연 다음 배에 살짝 힘을 주면 변이 부드럽게 나옵니다. 항문에 부담을 주지도 않고요. 이 과정을 일상의 루틴으로 실천하면 날마다 시원하게 변을 볼 수 있답니다.

쾌변 감각을 의식하면서 일정 시간에 배변하는 습관을 들이면 자연스럽게 쾌변 스위치가 작동하기 시작합니다. 조급해하지 말고 마음의 부담을 덜어내는 것이 요령입니다.

: 설사 대책을 세우자

■ 스트레스를 줄여야 한다

스트레스를 받으면, 여성은 변비에 걸리는 사람이 많은 반면 남성은 설사를 하는 사람이 많다고 앞서 말씀드렸죠. 스트레스는 설사를 일으키는 원인으로 손꼽힙니다. 즉 스트레스를 잘 관리하면 염증을 방지할 뿐만 아니라 설사를 예방하는 데도 효과적입니다.

자율신경이 흐트러져도 설사를 하므로 수면 부족과 같이 자율신경에 악영향을 끼치는 행동은 삼가야 합니다. 알코올과 담배의 니코틴도 설사를 일으킵니다. 과음한 다음 날 설사하는 경우를 주변에서 쉽게 볼 수 있습니다. 무엇보다 규칙적인 생활을 하는 것이 설사를 예방하는 길입니다.

■ 조금씩 여러 번 먹는다

늦은 밤 돈가스나 기름진 고기 요리를 잔뜩 먹고 잠자리에 들면 당연히 설사를 할 수밖에 없습니다. 과식하면 위장이 제 기능을 발휘하지 못하고 소화불량을 일으키니까요. 잠들기 두 시간 전부터는 아무것도 먹지 말아야 합니다. 늦은 밤에 식사를 할 수밖에 없다면 두부부침, 생선조림, 죽과 같이 소화가 잘 되는 음식만 골라서 먹어야겠죠.

그래도 설사를 계속한다면 조금씩 여러 번 나누어 드시기 바랍니다. 하루 세 끼가 아니라 하루 다섯 끼를 먹되 한 끼에 먹는 양을 줄여주세요. 그러면 한 끼의 소화량이 줄어서 위장의 부담을 덜어줍니다. 변비와 마찬가지로 설사에도 식이섬유가 풍부하고 위장 기능을 높이는 전통 음식을 먹는 것이 가장 좋습니다.

: 운동 부족을 해결하자

■ 하루에 5천 보 걷기를 목표로 한다

걷기 운동이 습관이 되면 별다른 치료 없이도 치질을 비롯해서 각종 생활습관병이 개선되는 사례가 무척 많습니다. 하지만 기껏 시간 내서 집 주변을 걷기 시작해도 날마다 꾸준히 실천하기는 어렵습니다. 따라서 생활 속에서 자연스럽게 걷는 양을 늘리는 편이 좋습니다.

이를테면 출근할 때 집에서 역까지 버스를 타고 다녔다면 이제부터는 걸어가보시기 바랍니다. 또 한 정거장 먼저 내려 직장까지 걸어가는 것도 좋겠습니다. 한 정거장 정도는 지하철을 타지 않고 걸어가도 무리가 되지는 않을 테니까요. 우선 하루에 5천 보를 목표로 삼되 익숙해지면 8천 보로 늘리면 되겠죠.

② 가볍게 스쿼트를!

항문 울혈을 푸는 데 효과적인 운동으로 무릎을 살짝 구부리기만 하면 되는 가벼운 스쿼트를 추천하고 싶습니다. 무릎을 많이 구부리면 자칫 허리 통증이 생길 수도 있으니 무릎이 발끝보다 앞으로 나오지 않을 정도로 허리를 조금만 낮췄다가 무릎을 펴는 동작을 반복하면 됩니다. 시간이나 장소의 구애 없이 텔레비전을 보면서도 할 수 있습니다. 치질을 비롯해서 노화로 인한 직장탈출증, 직장점막탈출증, 직장항문통을 예방하는 데 도움을 줍니다. 나이가 들수

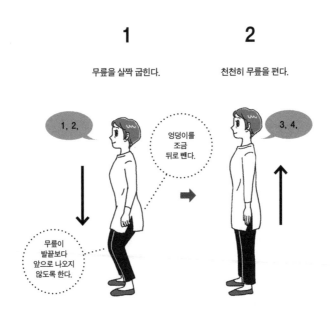

1

무릎을 살짝 굽힌다.

2

천천히 무릎을 편다.

록 대장과 항문 점막이 처지게 되는데 근력을 키우는 훈련을 통해 이를 어느 정도 방지할 수 있습니다.

❸ 엘리베이터나 에스컬레이터를 멀리한다

생활 속에서 자연스럽게 운동하는 방법이 또 있습니다. 그 방법은 바로 외출 시에는 되도록 엘리베이터나 에스컬레이터를 이용하지 않는 것입니다. 출퇴근할 때 지하철에서 에스컬레이터를 타지 않고 계단으로 오르내리면 운동량을 늘릴 수 있습니다. 지하철 승강장에서 출입구까지 너무 멀어서 계단으로 오르내리기가 부담스러울 때를 제외하고는 되도록 계단을 이용하시기 바랍니다.

직장에서도 사무실이 5층인 경우 엘리베이터 대신 계단으로 올라가면 따로 시간을 내지 않아도 운동할 수 있겠죠. 사무실이 10층이라면 5층까지만 엘리베이터를 타고 5층부터는 계단으로 올라가도 좋습니다. 처음부터 무리하면 자칫 몸에 탈이 나니까요.

이처럼 일상에서 운동량을 조금씩 늘려나가면 6개월 후 눈에 띄게 몸이 좋아집니다. 치질뿐만 아니라 각종 생활습관병을 전반적으로 예방할 수 있습니다.

❹ 사무실에 키친 타이머를 둔다

사무직 종사자라면 천 원 숍에서 키친 타이머를 구매하는 방법을 추천하고 싶습니다. 한 시간에 한 번씩 '10미터 걷기'를 실천하기 위해서입니다. 장시간 앉아만 있으면 상체의 무게가 고스란히 항문에 쏠려서 울혈이 생기기 십상입니다. 울혈은 염증의 원인이 되므로 치질을 악화시킵니다. 따라서 키친 타이머를 한 시간 후로 설정해두고 알람이 울릴 때마다 10미터씩 걸으시기 바랍니다. 다리 근육을 사용하면 다리가 펌프 역할을 해서 정맥혈이 심장으로 돌아오기가 한결 쉬워지므로 이것만으로도 항문의 울혈을 어느 정도 예방할 수 있습니다.

장시간 운전할 때도 한 시간에 한 번씩 휴식 시간을 마련해서 걷거나 가벼운 체조를 하면 좋습니다. 참고로 택시 운전사나 트럭 운전사 중에는 치질 환자가 많습니다.

❺ 통증이 심할 때 골프, 야구, 테니스는 금물!

생활습관병을 고치려면 몸을 부지런히 움직여야 합니다. 하지만 안타깝게도 치질 환자라면 피해야 하는 운동도 있습니다.

예를 들면 골프, 야구, 테니스는 공을 치는 순간 항문에 힘이 들어가기 때문에 항문에 과부하가 걸리기 쉽습니다. 자전거도 항문 부위가 안장에 닿게 되므로 항문을 압박하는 결과를 초래합니다. 스키나 스케이트는 항문이 냉기에 노출되어 자칫 잘못하면 울혈이 생기고 맙니다. 낚시는 장시간 앉아 있어야 하므로 항문 건강에 좋은 취미라고 하기는 어렵겠죠. 스포츠라고 할 수는 없지만 트럼프 같은 카드놀이 역시 자신도 모르게 자꾸 배에 힘을 주게 되니 치질 환자는 피하는 편이 좋습니다.

특히 치질로 인한 통증이 있을 때 항문에 부담을 주는 운동이나 취미를 즐기면 악화될 우려가 있습니다. 어떻게든 하고 싶다면 전날 잠을 충분히 자거나, 운전을 교대로 하거나, 음주를 삼가는 등 항문에 가하는 부담을 덜어주려는 노력을 적극적으로 해야 합니다.

치질 부위가 화농되어 출혈과 통증이 있을 때는 당연히 중지해야 합니다.

: 알코올 대책을 세우자

■ '마시는 척'하며 금주한다

술을 삼가려고 해도 사회생활을 하다 보면 술자리에 빠지기 난처할 때가 있죠. 거래처 직원과 술잔을 주고받아야 할 때도 있으니까요. 사내 회식이나 친구 모임이라면 첫 잔만 손에 들었다가 내려놓고 그 뒤로는 차나 탄산수를 마시면 되니까 술을 마시지 않는 일이 그렇게 어렵지는 않습니다.

거래처 직원을 접대하는 자리라면 종업원에게 "저는 술 말고 물을 주세요" 하고 미리 부탁해서 언뜻 술을 마시는 것처럼 보이지만 실제로는 물을 마시는 방법을 써보시기 바랍니다. 또는 위스키와 물을 주문해서 위스키에 물을 섞는 역할을 자청하는 것도 한 방법입니다. 자신의 잔만 얼음물로 채우면 되니까요. 이처럼 술을 마시는 척하면서 분위기를 맞춰준다면 억지로 술을 마시지 않아도 괜찮겠죠.

❷ 양조주보다 증류주가 낫다

어쩔 수 없이 술을 마셔야 한다면 양조주보다는 증류주가 그나마 낫습니다. 양조주에는 염증을 일으키는 알칼로이드 성분이 함유되어 있기 때문입니다.

양조주는 과당이나 전분을 발효시켜 만든 술입니다. 여기에는 청주, 맥주, 와인 등이 있습니다. 증류주는 알코올 발효액을 증류하여 알코올 농도를 높인 술입니다. 소주, 위스키 등이 속합니다.

단, 증류주라고 해도 과음을 하면 아무 소용이 없습니다. 하루 알코올 적정 섭취량은 맥주 1병(500밀리리터), 청주 1홉(180밀리리터), 와인 1잔(180밀리리터) 정도입니다. 하지만 염증이나 통증이나 출혈이 있을 때는 하루 적정 섭취량만 마셔도 증상이 더욱 악화되므로 유의해야 합니다.

: 냉기 대비책을 마련하자

■ 일회용 핫팩이나 미니 전기장판을 활용한다

몸에 냉기가 스며들면 체온을 유지하려고 말초혈관이 수축되므로 혈액순환이 잘 되지 않고 항문 괄약근도 경직됩니다. 결국 치질이 악화되기 쉽습니다.

냉기는 자율신경을 교란시켜 설사나 변비를 일으키기도 합니다. 따라서 냉기 대비책이 필요합니다. 보통 발끝부터 차가워지므로 발에 붙이는 일회용 핫팩을 활용하면 안성맞춤입니다. 실제로 사용해본 환자들 사이에서 호평이 자자하답니다.

허리나 등에 일회용 핫팩을 붙이는 방법도 효과가 높습니다. 척추 부위를 따뜻하게 해주면 혈액순환 장애가 완화되기 때문입니다. 즉, 냉기 대비책으로 일회용 핫팩을 활용할 때는 엉덩이가 아니라 '발끝'과 '허리'에 붙여야 한다는 점을 기억해주시기 바랍니다.

장시간 냉기에 노출되는 직장 환경 때문에 설사를 자꾸 하는 한 헤어디자이너는 헤어숍 바닥에 미니 전기장판을 깔았더니 바로 설사가 멈췄다고 합니다. 미니 전기장판은 화장실에 깔아도 좋습니다. 몸이 차면 심리적으로도 긴장이 되어서 변의를 느끼기 어려우니, 겨울철 화장실을 따뜻하게 이용할 수 있는 방법을 찾아야겠죠. 비데의 좌변기 난방 기능을 활용하거나 전기난로를 들여놓는 것도 좋습니다.

최근에는 에어컨이 널리 보급되면서 여름철에도 냉기에 시달리는 분이 많습니다. 사무실이 춥다면 다리와 허리에 냉기가 스며들지 않도록 무릎 담요나 일회용 핫팩을 준비하시기 바랍니다. 그래도 몸이 으슬으슬한 느낌이 든다면 발목을 돌려보거나 발가락을 구부렸다 펴보시기 바랍니다. 이렇게 간단한 동작만으로도 발끝이 한결 따뜻해진답니다.

❷ 욕조에 몸을 담가서 항문을 따뜻하게 한다

몸을 따뜻하게 하는 방법 중 으뜸은 따뜻한 물을 받은 욕조에 몸을 담그는 것입니다. 항문에는 동맥과 정맥이 밀집되어 있습니다. 이렇게 섬세한 혈관이 그물처럼 얽혀 있다 보니 울혈이 생기면 치질에 걸리기 쉽습니다. 욕조에 몸을 담가서 항문을 따뜻하게 하면 항문 주변의 혈행이 개선되어 울혈이 풀리고 통증이 완화되는 효과가 있습니다.

특히 욕조에 몸을 담그는 방법이 으뜸으로 꼽히는 이유는 항문에 상처를 입히지 않기 때문입니다. 마사지도 혈행을 개선하는 효과가 있긴 하지만, 자칫 항문에 상처를 입히거나 너무 심하게 주무르면 오히려 악화될 수도 있습니다. 이에 비해 입욕은 효과도 뛰어나고 안전합니다.

그뿐 아니라 항문을 깨끗이 씻어주고 스트레스 해소에 도움을 주므로 장점이 많습니다. 그러니 치질 환자라면 간단히 샤워로 끝내지 말고 욕조에 몸을 담가 느긋하게 휴식을 취해보시기 바랍니다.

다만 입욕이 아무리 좋다고 해도 하루에 몇 번씩 욕조에 몸을 담글 수는 없는 노릇입니다. 입욕 대신 간편히 몸을 따뜻하게 할 수 있는 방법으로 족욕도 좋습니다.

가령 겨울철 퇴근 후 몸이 으슬으슬하다면 대야에 뜨끈한 물을 받아서 발을 담가보시기 바랍니다. 이 방법은 물을 미리 받아두지 않아도 되므로 한결 간편하지만 입욕 못지않게 몸 구석구석까지 온기가 전달됩니다. 당연히 항문의 울혈 개선에도 효과를 발휘합니다.

단, 염증이 있거나 화농된 상태일 때는 온기를 가해서는 안 됩니다. 이때는 반대로 해당 부위를 차갑게 해야 빨리 낫습니다. 판단 기준은 통증 여부입니다. 항문 통증이 심하지 않을 때는 따뜻하게 하고, 항문 통증이 심할 때는 차갑게 하면 됩니다.

: 괄약근을 강화하는 '항문 조이기 운동'

어느 날 프로 선수 못지않게 꾸준히 운동을 하시는 90대 남성분의 몸을 보게 됐습니다. 놀랍게도 배에 탄탄한 초콜릿 복근이 있더군요! 인간은 몇 살이 됐든 근력을 키울 수 있다는 사실을 새삼 실감한 순간이었습니다. 이처럼 항문의 괄약근 역시 몇 살이 됐든 강화할 수 있습니다.

항문에는 내괄약근과 외괄약근이 있습니다. 이 중 외괄약근은 의지에 따라 조절할 수 있는 수의근이므로 손발의 근육과 마찬가지로 근육 훈련을 통해 강화할 수 있습니다. 즉, 항문을 조였다 푸는 과정을 반복하면 항문 주변의 혈류가 개선되어 울혈이 풀어지므로 치질을 예방하는 효과가 있습니다. 그래서 저는 '항문 조이기 운동'을 적극 추천합니다.

방법은 간단합니다. 항문을 5~10회 천천히 조였다 풀어주면 됩니다. 조이는 강도는 티슈 상자에서 티슈를 한 장 뽑는 정도입니다. 항문으로 티슈를 잡고 끌어올린다고 상상하면서 항문을 조이는 것이죠.

아침에 일어날 때, 잠자리에 들 때, 목욕할 때 등 언제 어디서나 간편하게 할 수 있습니다. 특히 장시간 앉아서 근무하는 분들은 항문에 울혈이 생기기 쉬우니 틈틈이 항문 조이기 운동을 해서 항문 건강을 지키시기 바랍니다. 배변 후에 할 때는 비데 등으로 항문을 깨끗이 씻고 나서 해야겠죠. 단, 항문에 염증이 있을 때는 삼가야 합니다.

: 청결은 기본이다

치질 치료에서 항문 청결은 기본 중의 기본입니다. 대변에는 수많은 세균이 있어서 볼일을 본 뒤 항문을 깨끗이 닦지 않고 그대로 두면 세균이 번식해서 피부에 염증이 생기고 가려움증을 유발합니다.

항문 주변에는 섬세한 주름이 많이 잡혀 있어서 배변 후 휴지로 닦는 것만으로는 뒤처리가 미흡합니다. 그렇다고 휴지로 여러 번 닦아내면 오히려 대변이 주름 속으로 끼어버릴 수도 있습니다. 가장 좋은 방법은 배변 후 비데의 온수 세정 기능을 활용하여 항문을 깨끗이 씻고 휴지로 수분을 훔쳐내는 것입니다. 요즘은 비데가 널리 보급되어서 항문 청결을 유지하기에 좋은 환경입니다.

단, 비데의 강한 수압을 이용하는 방법은 피해야 합니다. 자칫 물줄기로 항문을 자극해야만 변의를 느끼게 될 수도 있습니다. 저는 이러한 상태를 '샤워 의존증'이라고 부릅니다. 샤워는 어디까지나 세정을 위한 기능일 뿐 대변을 끌어내려고 하는 것이 아니죠. 또 강한 수압은 항문에 염증을 일으키기도 합니다. 그러니 비데 활용 시 수압은 '강'이 아닌 '약'으로 해도 충분합니다.

좌변기에 비데가 설치되어 있지 않아서 세정 기능이 없을 때는 휴대용 비데를 권해드리고 싶습니다. 저는 늘 가지고 다니는데, 사용법이 매우 간편해서 여행 갈 때도 꼭 챙겨갑니다.

참고로 볼일을 본 후 항문을 소독할 필요는 없습니다. 방귀를 뀌기만 해도 대장균이 대량으로 나오기 때문에 소독해봤자 별 소용이 없습니다. 배변 후 따뜻한 물로 씻기만 해도 청결을 유지하는 데 전혀 문제없습니다.

ː 통증이 있을 때 충분한 수면을!

염증의 원인으로 꼽히는 스트레스나 피로를 그때그때 해소하려면 수면을 충분히 취해야 합니다. 수면 부족이 계속되면 신체 근육에 피로물질이 쌓입니다. 그 결과 면역력이 떨어져서 치질에 걸릴 확률이 높아집니다. 피곤하면 감기에 잘 걸리는 것과 마찬가지입니다. 각종 유해균이나 바이러스로부터 우리 몸을 지키는 면역력은 수면 중에 강화됩니다. 감기에 걸리면 자꾸 졸린 이유가 바로 이 때문입니다.

또 '성장호르몬'이라는 말을 들어보신 분이 많을 텐데요. 성장호르몬은 수면 중에 분비되어 이름 그대로 성장기 아동이 잘 자라날 수 있도록 돕는 한편, 성인의 경우에는 병든 세포를 복구하고 피로를 해소하는 데 관여합니다. 성장호르몬 역시 수면을 충분히 취해야 분비됩니다.

수면은 면역력을 높이고 세균을 퇴치할 뿐만 아니라 성장호르몬의 분비를 촉진하여 항문 점막의 상처를 회복시키는 강력한 약이나 다름없습니다. 그러니 10분이라도 일찍 잠자리에 들도록 노력해보시기 바랍니다.

스트레스로 인한 불면증을 앓는 분도 많습니다. 잠이 오지 않는다면 눈을 뜬 채로 침대에 누워 있기만 해도 괜찮습니다. 이 자세만으로도 피로가 40퍼센트나 해소된다고 합니다. 그러니 잠이 오지 않는다고 해서 방을 서성이지 말고 피로가 해소되도록 가만히 누워서 휴식을 취해보시기 바랍니다. 그러는 중에 자연스럽게 잠이 들 수도 있으니까요.

일상에서 느끼는 피로는 뇌에서 오는 피로일 때가 많습니다. 지친 뇌를 회복시키는 데도 수면이 결정적인 역할을 합니다. 더불어 스포츠, 영화, 독서, 산책, 여행 등 취미생활을 즐기면 뇌의 피로를 푸는 데 도움이 됩니다. 회사일에서 벗어나 자신이 좋아하는 일에 몰두하면 몸도 마음도 활기를 되찾을 수 있답니다.

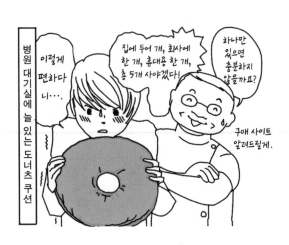

5장 전문의와 함께하는 치질 Q&A

'되도록 병원에 가지 않고 시판 중인 약으로 고치고 싶다.'

이렇게 생각하는 환자가 많습니다. 실제로 약국에서 치질 약이 잘 팔린다고 합니다. 치질 약은 통증이나 출혈을 감소시키고 부기를 제거하는 한편 배변을 원활히 하는 효과가 있습니다. 시판 중인 약을 활용하면 분명 일시적으로는 증세가 좋아집니다. 하지만 근본 원인은 뿌리 뽑지 못한 채 병의 증세만 완화하는 대증요법에 불과합니다.

따라서 시판 중인 약을 계속 쓰면 출혈이나 통증의 원인이 치질이 아닌 경우 조기 발견은커녕 오히려 병을 키울 위험이 있습니다. 저희 병원에 오신 분 가운데 통신 판매로 구매한 약을 2년간 사용한 환자가 있었습니다. 진단해보니 치질이 아니라 직장암이었습니다. 이처럼 전문의의 진단을 받지 않은 채 시판 중인 약만 계속 쓰다가 생사의 갈림길에 설 수도 있습니다. 시판 중인 약은 어디까지나 임시 처방일 뿐입니다. 바로 병원에 갈 수 없을 때만 일시적으로 써야 합니다.

또 시판 중인 약은 성분이 독하지 않다는 이미지가 있지만 결코 그렇지 않습니다. 시판 중인 약에는 대부분 단기간에 효과를 발휘하는 성분이 배합되어 있습니다. 효과가 바로 나타나지 않으면 약이 팔리지 않으니까요. 이를테면 시판 중인 약에는 부작용에 대한 설명이 꼭 필요한 스테로이드 호르몬이 함유된 제품도 있습니다.

그러니 시판 중인 약을 쓴다면 2주를 기준으로 삼아야 합니다. 2주간 사용해도 증상이 나아지지 않는다면 의사에게 꼭 진단을 받아보시기 바랍니다. 결코 시판 중인 약을 장기간 사용해서는 안 됩니다.

저희 히라타 항문외과의원에는 외국인 환자도 많이 오십니다. 그런데 일본인 환자와 외국인 환자는 큰 차이가 있습니다. 일본인 환자는 병이 깊어지고 나서야 병원을 찾는 데 반해 외국인 환자는 '치질인가' 싶으면 바로 병원을 찾습니다. 그러다 보니 외국인 환자는 대부분 증상이 가볍고 치료하기도 쉽습니다.

치질의 종류와 증상에 따라 다소 차이는 있으나 치료를 일찍 시작할수록 수술 없이 나을 확률이 높아집니다. 그러니 통증이나 출혈이 있다면 미루지 말고 하루빨리 병원에 가서 전문의에게 진단을 받아보는 편이 바람직하겠죠.

병원 방문 기준은 한 달입니다. 증상이 나타난 지 한 달이 지났는데도 차도가 없으면 병원에 가야 합니다. 가령 항문 출혈이 한 달이 지나도록 계속된다면 누구나 '뭔가 잘못됐다'고 느낄 테죠. 또 한 달간 증상이 계속되지는 않았더라도 석 달간 서너 번 출혈이 반복됐을 때 역시 위험하다는 신호이므로 즉시 전문의에게 진단을 받아보시기 바랍니다.

항문에서 피가 난 순간 '혹시 심각한 병이면 어떡하지?' 하고 불안해지기 마련입니다. 진료를 미룬다고 해서 결코 마음이 편해질 리 없죠. 오히려 전문의에게 진단을 받고 '치질'이라는 사실이 확인되면 한숨 돌릴 수 있지 않을까요? 설령 직장암이라고 해도 조기 발견을 해야 완치율이 높아집니다.

다시 말해, 조금이라도 꺼림칙하면 바로 전문의에게 진단을 받아보시기 바랍니다. 저는 늘 "의사를 잘 이용하시기 바랍니다"라고 말씀드립니다. 환자는 의사를 이용하는 쪽이고, 의사는 이용당하는 쪽입니다. 부디 자신의 건강을 위해 의사를 제대로 활용하셨으면 합니다.

　독자 여러분이 상상하는 항문외과와 저희 병원은 전혀 다를지도 모릅니다. 환자가 민망해하거나 불편해하지 않도록 최대한 배려하기 때문입니다. 진찰할 때도 창피하다는 느낌이 들지 않을 테니 걱정하지 않으셔도 됩니다.

　예를 들면, 완전 예약제이므로 대기실이 붐비지 않습니다. 그뿐 아니라 다른 환자와 마주치지 않도록 시간 간격을 둡니다. 환자를 부를 때도 이름이 아니라 접수 번호로 호명합니다.

　혹시 진찰받을 때 '위를 향해 눕고 다리를 벌려야 하지 않나?' 하고 생각하는 분이 계실지도 모르겠습니다. 10여 년 전에는 그 자세로 진찰을 했습니다. 아무래도 산부인과 자세라는 이미지가 강하다보니 남성분들의 저항감이 높았습니다. 하지만 이제는 저희 병원을 비롯해서 다른 병원도 대부분 심스 체위^{Sims Position}로 진찰합니다. 이 자세는 왼쪽 방향으로 누운 후 한쪽 다리를 구부리고 속옷은 살짝 아래로 내리기만 하면 됩니다. 속옷을 벗지 않아도 되고 의사와 눈이 마주치지 않으니 별로 부담스럽지 않습니다. 또 저희 병원에서는 의사 혼자서 진찰하지 않고 반드시 간호사와 함께 진찰을 합니다.

항문 가려움증이 생기는 이유는 다양합니다. 첫손으로 꼽히는 원인으로는 항문 안에 발생한 내치핵 때문에 염증이 발생한 경우를 들 수 있습니다. 염증 부위에서 분비물이 흘러나와 피부가 짓무르는 것이죠.

내치핵이 생기고 염증이 발생해도 자각 증세가 없다 보니 환자 자신은 모를 때가 많습니다. 내치핵이 생기는 항문 점막은 통증을 느낄 수 없는 부위이기 때문입니다. 그러니 피부가 짓무르고 가려운 증상만 신경이 쓰일 수밖에요.

한창 더운 여름철에는 단순히 땀이 많이 나서 항문이 가려울 수도 있습니다. 이렇게 땀이 많이 날 때는 베이비파우더를 바르면 좋습니다. 가루 성분은 수분을 흡수하기 때문입니다. 아기 땀띠나 기저귀 발진을 예방하는 데 효과가 있는 것과 마찬가지입니다. 그러니 항문이 가려워서 불편하다면 출근하기 전이나 자기 전에 항문에 베이비파우더를 가볍게 두드리듯 발라주시기 바랍니다.

단, 가려움증을 별것 아니라고 무시해버리는 태도는 위험합니다. 드물긴 하지만 중대 질환이 숨어 있을 수도 있습니다. 어느 날 저희 병원에 항문 가려움증을 호소하는 환자분이 오셔서 진단해보니 직장암이었습니다. 병명은 장액산생 종양橫液産生 腫瘍이라는 희귀암이었는데, 분비액 때문에 가려움증이 지속되는 상태였습니다. 좀처럼 가려움증이 낫지 않거나 자꾸 재발한다면 전문의에게 진단을 받아보는 것이 안전하겠죠.

먼저 엎드려서 배 쪽에 베개나 쿠션을 대고 심장보다 높게 엉덩이를 올립니다. 이어서 거즈나 티슈를 항문에 대고 압박합니다. 코피가 났을 때와 비슷합니다. 아이스팩이 있다면 수건으로 감싸서 엉덩이에 얼음찜질을 해주어도 좋습니다.

치질 때문에 피가 난 경우라면 이 방법만으로도 한 시간 이내에 증상이 가라앉습니다. 이후에는 진료 시간 중이라면 당일 병원을 방문하고, 진료 시간이 지났다면 다음 날 병원에 가서 전문의에게 진료를 받으시기 바랍니다.

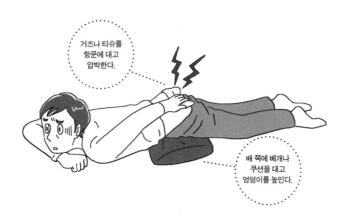

혹시 피가 멈추지 않는다면 구급차를 불러야 합니다. 장출혈이 발생했을 가능성이 높기 때문입니다. 장출혈이라면 암이나 대장벽이 바깥쪽으로 동그랗게 꽈리 모양으로 튀어나오는 질환인 대장게실 등이 의심됩니다.

탈항됐다면 내치핵이 부어오른 상태입니다. 탈항 정도가 심하지 않을 때는 혈액순환 장애를 해소할 수 있도록 해당 부위를 따뜻하게 해주는 편이 좋습니다.

마사지는 혈류를 좋게 하는 효과는 있지만 손으로 마사지하다가 부어오른 부위의 피부나 항문 점막에 상처를 입힐 수도 있습니다. 그러니 마사지보다는 입욕으로 해당 부위에 온기를 더하는 방법을 권하고 싶습니다. 욕조에 몸을 담그는 방법은 항문에 상처를 입힐 염려가 없으니까요.

다음과 같이 수건을 이용해서 간단히 온찜질하는 방법도 있습니다.

① 따뜻한 물에 수건을 담근 뒤 수분을 짜낸다.

② 엎드려서 다리를 살짝 벌린다.

③ 항문에 따뜻한 수건을 10분간 올려둔다.

더 손쉬운 방법으로는 일회용 찜질팩을 활용할 수 있습니다.

단, 온찜질로 해당 부위가 더욱 부어올랐다면 온찜질을 그만두어야 합니다. 반대로 아이스팩이나 얼음주머니를 활용하여 냉찜질을 해주시기 바랍니다. 화농되어 통증이 심할 때 역시 온찜질을 해서는 안 됩니다.

탈항됐을 때는 누운 자세를 취하면 빠져나온 조직을 항문 속으로 밀어 넣기가 한결 수월합니다. 윤활유 삼아 시판 중인 연고나 바셀린을 활용하는 경우도 많습니다.

다만 손으로 밀어 넣으면 바로 항문 속으로 들어간다고 해서 탈항을 그대로 방치하면 안 됩니다. 점점 상태가 악화되어서 나중에는 손으로 밀어 넣어도 들어가지 않게 되니까요. 미루지 말고 되도록 빨리 전문의에게 진찰을 받아보시기 바랍니다.

나가는 말

　게이오 기주쿠 대학 의학부에서 인턴 생활을 하던 시절의 일입니다. 위암 수술을 성공리에 마치고 스스로 생각해도 잘했다 싶어 우쭐한 기분으로 탈의실에서 옷을 갈아입는데 옆에 있던 선배가 이렇게 묻더군요.

　"수술이 잘된 모양이네?"

　저는 "예"라고 대답했습니다. 그러자 선배가 이렇게 타일렀습니다.

　"히라타, 네가 고친 게 아냐. 너는 그저 환자를 도와줬을 뿐이지.

네가 수술한 부위를 현미경으로 들여다보면 분명 꿰맨 자리마다 빈 틈투성이일 거야. 그런데도 수술 부위가 잘 아문다면 그건 환자 스스로 치유력을 발휘한 덕분이겠지. 병을 고치는 건 결코 의사가 아니라는 걸 명심해."

벌써 30년이나 지난 일이지만 저는 선배의 그 말을 결코 잊을 수가 없습니다.

제 자신이 의사이기에 감히 말씀드리지만, 아무리 명의라고 소문난 의사라도 사실 병을 고칠 수는 없습니다. 명의란 병을 잘 고치는 의사가 아니라 환자의 자가 치유력을 최대한 끌어내는 의사라고 생각합니다. 즉, 환자의 자가 치유력을 끌어올리기 위해 환자 옆에서 돕는 사람이 의사인 셈이죠. 물론 수술이 필요할 때도 있습니다. 약을 써야 할 때도 있죠. 하지만 병을 고치는 일은 자가 치유력을 얼마나 끌어올리느냐에 달려 있습니다.

치질 역시 자가 치유력을 끌어올릴수록 빨리 낫습니다. 저는 지금까지 환자분들이 발휘한 자가 치유력 덕분에 완치의 기쁨을 함께 누릴 수 있었습니다. 이미 치질이 다 나았는데도 "가끔 히라타 선생님 얼굴이 보고 싶어서요" 하고 해마다 찾아오는 분이 계십니다. 중증 항문협착을 이겨내고 건강한 일상을 되찾은 분이 감사의 편지를 보내주신 적도 있습니다. 항문외과 의사로서 환자분들이 자신의 힘으로 치질을 고치고 기뻐하는 모습을 보는 것만큼 행복한 일은 없습니다.

저의 바람은 단 한 가지입니다. 우리 모두 '건강하게 100세'를 맞이하는 것입니다.

치질은 생명을 위협하는 질병이 아닙니다. 그런 까닭에 자신의 몸을 스스로 돌보는 계기를 마련해줍니다.

생활습관을 바꾸면 치질은 낫습니다.

치질을 고치면 다른 병도 낫습니다.

몸 상태가 좋아지면 날마다 활기차게 오래 살 수 있습니다.

이 책이 이러한 선순환의 출발점이 된다면 그보다 더한 기쁨은 없을 것입니다.

옮긴이의 말

　병은 소문을 내야 낫는다고 하죠. 하지만 하필 그 병이 치질이라면 어떨까요? 행여 들킬세라 숨기기 바쁘지 않나요? 무슨 병이든 발병 초기에 병원에 가야 한다는 사실을 모르는 사람은 없을 겁니다. 몰라서 안 가는 것이 아니라 창피해서 못 가는 것이죠. 즉, 치질은 심리적인 저항감이 높은 병입니다. 저 역시 마찬가지'였'습니다. 굳이 과거형으로 쓴 이유는 이 책을 번역하면서 그 심리적인 저항감이 사라졌기 때문입니다. 심지어 '치질 책'을 번역했다고 자랑스럽게(?) 말하기도 합니다. 올바른 지식은 편견을 극복하는 힘을 주니까요.

이 책의 저자 히라타 선생님은 말합니다. 치질은 생활습관병이라고요. 다시 말해, 치질은 숨겨야 할 병이 아니라 생활습관을 바꾸면 낫는 병입니다. 이를 잘 닦으면 충치가 생기지 않듯이 치질도 건강관리를 잘하면 걸리지 않습니다. 이미 치질에 걸렸다고 하더라도 생활습관을 고치면 3개월 만에 나을 수 있습니다. 우선 다음 항목을 체크해보시기 바랍니다.

① 하루에 몇 시간이나 앉아 있나요?
② 변비 증상이 있나요?
③ 설사 증상이 있나요?

언급한 3가지는 모두 치질을 일으키는 주요 원인입니다. 저는 보통 하루에 여섯 시간 이상 컴퓨터 앞에 앉아 있습니다. 변비 증상은 없으나 스트레스를 받으면 설사를 잘 하는 체질입니다. 제가 치질에 걸리기 쉬운 상태라는 사실을 이 책을 번역하면서 자각한 셈입니다. 뜨끔했죠. 동시에 안심하기도 했습니다. 이 책은 운동 부족, 변비, 설사 등 치질 유형을 8가지로 나눠서 치질의 원인을 뿌리 뽑는 방법을 자세히 알려주거든요. 무엇보다 그 방법이 실천하기 쉽습니다. 이를테면 하루 종일 앉아서 일하는 사람은 한 시간 간격으로 알람을 설정해두고 알람이 울릴 때마다 잠시 걷기만 해도 치질을 어느 정도 예방할 수 있습니다. 변비를 앓거나 설사가 잦은 분들을 위한 식단도 구체적으로 나와 있답니다. 저처럼 자각 증세는 없으나 치질 위험군에 속한 분은 이 책만 읽으면 충분히 치질을 예방할 수 있습니다.

이미 치질에 걸린 분 역시 더는 혼자서 마음고생하지 않으셔도 됩니다. 자신의 상태, 병원 선정, 치료 방법까지 마치 실제로 상담을 받듯이 친절하게 안내해드립니다. 이 책은 스스로 치질을 치료하는 방법을 담은 책이지만, 치질에 걸린 것 같다는 자각 증세가 나타나면 빠른 시일 내에 병원에 가서 진단을 받아야 한다고 말합니다. 섣부른 자가 치유는 오히려 병을 키우고 마니까요. 이때 창피함을 무릅쓰고 병원에 가는 것이 아니라 창피해할 이유가 없다는 사실을 알려줍니다. 가령 탈의를 어떻게 하고 어떤 자세로 치료를 받는지 등 병원에 가기 전에는 알기 어려운 세세한 부분까지도 그림과 함께 소개합니다. 무지에서 오는 두려움을 없애주는 것은 물론이고 환자를 배려하는 치료가 무엇인지 새삼 실감하게 됩니다.

한 걸음 더 나아가 치질과는 거리가 먼 건강한 분께도 감히 이 책을 권하고 싶습니다. 늙지 않는 사람은 없기 때문입니다. 나이를 먹으면 신체 장기도 기능이 떨어지기 마련이죠. 당연히 치질에 걸릴 확률도 높아집니다. 그러니 건강할 때 이 책을 읽는다면 평생 치질에 걸리지 않는 방법을 익힐 수 있습니다. 예를 들어 배변에 도움을 주는 쾌변 자세가 따로 있다는 사실을 알고 계시나요? 날마다 일정 시간에 화장실로 가도록 해주는 체조를 배워보고 싶지 않으신가요?

무엇보다 놀라운 점은 치질 예방을 위한 작은 노력이 신체 나이까지 젊어지게 한다는 사실입니다! 저는 이 대목을 읽으면서 무릎을 쳤습니다. '치질 책을 읽었는데 젊음이 따라왔네' 하고요. 낯선 의학 용어를 번역하느라 진땀을 흘리기도 했지만 돈 주고도 살 수 없는 젊음의 비결을 전수받았으니 이보다 좋은 선물은 없겠죠.

혹시 이 책을 집어든 독자 중에 표지의 제목을 누가 볼까 봐 눈치 보는 분이 계실지도 모르겠습니다. 하지만 이 책의 마지막 페이지를 덮을 때쯤에는 생각이 달라지실 거예요. 그렇습니다. 치질은 숨겨야 할 병이 아니라 소문을 내도 되는 병입니다. 치질에 걸렸다는 말은 생활습관을 고칠 절호의 기회가 찾아왔다는 의미니까요. 부디 그 기회를 놓치지 마시기 바랍니다.

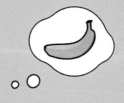

왜 고치질 않니?

2019년 5월 10일 초판 1쇄 발행

지 은 이 | 히라타 마사히코
옮 긴 이 | 김은하
펴 낸 이 | 서장혁
책임편집 | 김민정
디 자 인 | 정인호
마 케 팅 | 한승훈, 안영림, 최은성
펴 낸 곳 | 토마토출판사
주 소 | 경기도 파주시 회동길 216 2층
T E L | 1544-5383
홈페이지 | www.tomato-books.com
E-mail | support@tomato4u.com
등 록 | 2012. 1. 1.
I S B N | 979-11-85419-83-1 (13510)